Hermann Straubinger

Übersäuerung

Die besten Tipps für ein harmonisches Säure-Basen-Gleichgewicht Ihres Körpers

Haben Sie Fragen an den Autor?
Anregungen zum Buch?
Erfahrungen, die Sie mit anderen teilen möchten?

Nutzen Sie unser Internetforum:
www.mankau-verlag.de

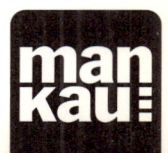

Bibliografische Information der Deutschen Nationalbibliothek
Die Deutsche Nationalbibliothek verzeichnet diese Publikation in
der Deutschen Nationalbibliografie; detaillierte bibliografische
Daten sind im Internet über http://dnb.d-nb.de abrufbar.

Hermann Straubinger
Übersäuerung
Die besten Tipps für ein harmonisches
Säure-Basen-Gleichgewicht Ihres Körpers
ISBN 978-3-86374-083-2
2. Aufl. 2014 (1. Aufl. 2013)

Mankau Verlag GmbH
Postfach 13 22, D-82413 Murnau a. Staffelsee
Im Netz: www.mankau-verlag.de
Internetforum: www.mankau-verlag.de/forum

Redaktion: Dr. Thomas Rosky, München
Endkorrektorat: Dr. Thomas Wolf, MetaLexis
Gestaltung Umschlag: Andrea Barth, Guter Punkt GmbH & Co. KG
Gestaltung Innenteil: Sebastian Herzig, Mankau Verlag GmbH

Druck: Druckerei C. H. Beck, Nördlingen

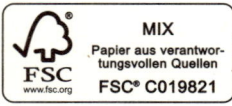

Inhalt

Vorwort

Fühlen Sie sich seit einiger Zeit nicht ganz wohl? Vielleicht sind Sie oft müde, können sich nicht mehr konzentrieren? Sie haben häufig Kopfschmerzen und sind gereizt. Möglicherweise waren Sie auch schon beim Arzt? Der konnte nur nichts Konkretes feststellen. Trotzdem: Irgendetwas stimmt nicht! Möglicherweise ist Ihr Säure-Basen-Gleichgewicht gestört – die Voraussetzung für Gesundheit, Vitalität und Lebensfreude. Still und unbemerkt hat es sich über Jahre in Richtung sauer verschoben – durch falsche Ernährung, zu wenig Bewegung oder Stress. Die Zivilisationskrankheit Übersäuerung kann für die unterschiedlichsten Beschwerden verantwortlich sein. Die gute Nachricht aber: Das muss nicht sein. Sie können Ihrem Körper helfen, indem Sie sich gezielt entsäuern. Dabei erholt sich Ihr Organismus nach und nach, und die Krankheitssymptome hören auf. Sie fühlen sich wie befreit, wie neugeboren.

Verschaffen Sie sich Klarheit: Machen Sie selbst den Säure-Check. Und lesen Sie, wie Ihr Körper wieder ins Gleichgewicht kommt: Was Sie essen müssen, damit die Basen wieder die Oberhand gewinnen. Wie gut Ihnen schon etwas Bewegung und Entspannung tut.

Ich wünsche Ihnen viel Erfolg dabei.

Hermann Straubinger

Sauer macht krank

Sauer macht lustig, so heißt es – wahrscheinlich, weil man beim Verzehr von sauren Speisen sein Gesicht verzieht und so aussieht, als ob man lachen würde. Doch zum Lachen besteht kein Grund, denn schon die Fruchtsäure von Obst, etwa eines Apfels, ist in der Lage, unseren harten Zahnschmelz anzugreifen! Zum Glück steuert der Speichel dem entgegen und ist in der Lage, die Säure schnell zu neutralisieren – sofern er nicht selbst zu sauer ist.

Der Säure-Basen-Haushalt

Übersäuerung, saures Milieu, Säurekrankheiten – das sind Begriffe, die noch vor nicht allzu langer Zeit nur von Heilpraktikern und »alternativen« Ärzten gebraucht wurden. Das hat sich geändert. Dank exakter Messmethoden und einer Reihe von Studien sehen auch immer mehr Schulmediziner darin die Ursache unterschiedlichster Krankheiten. Immer geht es dabei um eine Störung in unserem Säure-Basen-Haushalt. Wie der Ausdruck »Haushalt« schon vermuten lässt, haben wir es hier nicht mit einem konstanten Verhältnis von Säuren und Basen zu tun, sondern die Säure- und Basenmengen verändern sich ständig. So wechseln sich über den Tag verteilt so genannte Säurefluten mit Basenfluten ab. Das ist gut erkennbar an unserem Urin. Morgens haben wir einen sauren Urin, während er in der Regel gegen 14.00 Uhr am stärksten basisch ist (→ Säuremessung im Urin auf Seite 57). Ist dieser normale Wechsel in Richtung »basisch« gestört, heißt das nicht, dass wir es mit einer bedrohlichen Übersäuerung unseres Blutes (Azidose) zu tun haben, wohl aber, dass unser Organismus mit zu viel Säuren überschwemmt wird. Und dass die natürliche Fähigkeit unseres Körpers, schädliche Säuren zu neutralisieren und auszuscheiden, mehr oder weniger erschöpft ist.

Die Folgen davon sind zunächst Befindlichkeitsstörungen wie schlechte Stimmungslage, es können aber auch Kopfschmerzen und Allergien auftreten. Und schließlich sind Krankheiten wie Nierenleiden oder sogar ein Herzinfarkt möglich. Die gute Nachricht: Sie können bei Anzeichen einer Übersäuerung eine Menge tun, um Ihren »Haushalt« wieder in Ordnung zu bringen. So wie man einen Finanzhaushalt wieder in Ordnung bringen kann, wenn man rechtzeitig zu sparen beginnt. In diesem Fall müssen Sie eben an Säuren sparen, und dabei liefert den wesentlichsten Beitrag ein basischer Speiseplan. Denn in der Hauptsache trägt unsere »moderne« Ernährung zur Übersäuerung unseres Körpers bei. Statt Gemüse, Kartoffeln und Vollkornsorten stehen zu oft Fleisch, industriell veränderte Nahrungsmittel, Feinmehlgebäck und große Mengen von Zucker auf unserem Speiseplan. Schon im Kindesalter werden die Weichen mit »Fastfood« in Form von Pizza, Hamburger, Cola-Getränken oder süßen Cornflakes in Richtung sauer gestellt. Dabei wirkt sich nicht nur das »Food« verheerend aus, gleichermaßen leidet unser Organismus am »Fast« – dem schnellen, kaum zerkauten Hinunterwürgen unserer Nahrung. Bei den Heranwachsenden kommen dann Alkohol, Rauchen und weitere Genussgifte dazu. Und dies alles spielt sich ab vor dem Hintergrund saurer Böden, sauren Regens, sauren Grundwassers und saurer Luft. Trotzdem: Die ersten Symptome lassen manchmal lange auf sich warten, da sich unser Körper lange Zeit durch eine Reihe von Gegenmaßnahmen gegen die andauernde Übersäuerung stemmt. Erst wenn unsere Basenreserven langsam erschöpft sind, treten Müdigkeit, Abgeschlagenheit, Konzentrationsmangel, Kopfschmerzen, Muskelkater, Leistungsschwäche, allergische Erscheinungen oder Herz-Kreislaufstörungen auf.

Der Mensch – das basische Wesen

Der Großteil allen Lebens stammt aus dem Meer. Zwei Drittel der Erdoberfläche besteht aus diesem basischen Lebenswasser, das einen pH-Wert von 8,0 bis 8,5 aufweist (→ »Säuren, Basen und pH« auf Seite 14). Auch der Mensch ist biologisch gesehen ein basisches Wesen. Das Blut ist und muss ständig basisch bleiben (pH 7,35 bis 7,45). Schon geringste Abweichungen würden sich lebensbedrohlich auswirken. Alle Zellen werden vom basischen Blut versorgt. Das menschliche Leben entwickelt sich neun Monate lang in einem basischen Fruchtwasser (pH 8 bis 8,5). Damit unser Körper gesund bleibt, mag er es also ausgeglichen bis basisch – abgesehen vom Magen, der mit der starken Salzsäure unsere Nahrung zersetzt und Bakterien abtötet, und von der Haut, die mit ihrem leichten Säureschutz Krankheitserreger abwehrt. Dabei hält unser Organismus den Säuregrad

TYPISCHE PH-WERTE

1,0	Batteriesäure (Bleiakku)
1,2	Magensäure (Magensaft)
3,2	Limonade, Cola, Apfelsaft
3,8	Kohlensäure
4,8	Essigsäure
5,0	Kaffee
5,5	menschlicher Schweiß
5,6	sauberes Regenwasser
6,6	Trinkmilch
6,65	destilliertes Wasser bei ca. +55 °C
7,0	destilliertes Wasser bei +25 °C
7,4	Blut
8,1	Backpulverlösung
8,2	Seewasser
8,3	Darmsaft
10,5	Waschmittellösung
12,5	Kalkwasser
14	Natronlauge (1 mol/L)

seiner Organe und Flüssigkeiten in sehr engen Grenzen. Dieser Säuregrad wird als so genannter pH-Wert angegeben. Die Skala reicht von extrem sauer mit pH-Wert 1 (Schwefelsäure) über neutral bei pH-Wert 7 (reines Wasser) bis extrem basisch mit einem pH-Wert von 14 (Natronlauge). So hat unser Blut einen sehr engen pH-Wert zwischen 7,35 und 7,45. Das zeigt, wie genau es unser Körper mit seinem Lebenssaft nimmt. Schon geringe Abweichungen führen zu massiven Störungen, die schnell lebensbedrohliche Erkrankungen hervorrufen können. Ein Blut-pH-Wert unter 6,8 ist tödlich.

Wie unser Blut hat auch jeder Teil oder »Saft« unseres Körpers seinen ganz bestimmten »gesunden« pH-Wert, in dem unsere Biokatalysatoren, die Enzyme, ihren Job optimal verrichten können. Dabei handelt es sich immer um einen Bereich und nicht um einen festen Wert, und das zeigt an, dass der pH-Wert durch vieles beeinflusst wird. Und zwar in beide Richtungen. Das kann unsere Ernährung sein, ein Medikament, eine Entzündung oder auch Stimmungsschwankungen. Unser Körper versucht dann mit einem ausgeklügelten Regelungssystem, das Gleichgewicht wiederherzustellen. Bezeichnenderweise sind fast alle diese Systeme dazu da, »saure« Störungen auszugleichen. Basen stellen also die weitaus geringere Bedrohung dar.

So basisch ist unser Körper

Blut

Blut ist mit pH 7,35 bis 7,45 in einem sehr engen Bereich deutlich basisch. Ein Blut-pH-Wert unter 6,8 führt zum Tod. Unter 7,35 spricht man von einer Azidose, über 7,45 von einer Alkalose.

SÄUREN, BASEN UND PH

Chemisch gesehen sind alle Flüssigkeiten Säuren, die ein freies positives Wasserstoff-Ion (H+) besitzen. Je mehr dieser Wasserstoff-Ionen in der Flüssigkeit sind, desto stärker ist die Säure. Basen, auch Laugen genannt, sind die Gegenspieler von Säuren. Sie haben ein negativ geladenes Hydroxid-Ion (OH–) und können das H+-Ion der Säure an sich binden. Also: Säuren können H+-Ionen abgeben, Basen können H+-Ionen aufnehmen. Treffen nun beide aufeinander, kommt es zu einer so genannten Neutralisation. Die Wirkung der beiden hebt sich auf, und herauskommt ein Salz und Wasser.

Säure + Base → Neutralisation → Salz + Wasser

Dies ist ein wichtiges Prinzip unseres Säure-Basen-Haushaltes, der damit gefährliche Säuren unschädlich macht. Nach diesem Muster neutralisiert zum Beispiel der basische Bauchspeichel der Bauchspeicheldrüse – immerhin 1,5 Liter täglich – die Magensäure im Zwölffingerdarm.

Der Säure- und Basengehalt wird mit dem so genannten pH-Wert angegeben. Die Bezeichnung kommt von »potentia hydrogenii« und zeigt schon, um was es geht: um die Kraft des Wasserstoffs. Gemessen wird nämlich die Konzentration der Wasserstoff-Ionen. Die Skala reicht von 1 für extrem sauer (Schwefelsäure) bis 14 für extrem basisch (Natronlauge). Genau in der Mitte liegt die neutrale 7 des reinen Wassers. Dieser Wert ist weder sauer noch basisch. Je niedriger also der Wert, desto saurer, je höher, desto basischer ist die gemessene Flüssigkeit. Dabei ist der Unterschied zwischen pH 4 und pH 6 nicht etwa nur 2, sondern auf Grund einer speziellen Skaleneinteilung, die man logarithmisch nennt, ist pH 4 ganze 10-mal saurer als pH 5 und 100-mal saurer als pH 6.

Magen

Magensaft ist eine wässrige Flüssigkeit, die Salzsäure (pH 1,0 bis 3,0) und das eiweißspaltende Verdauungsenzym Pepsin enthält. Etwa 1,5 bis 3 Liter werden täglich gebildet. Der niedrige pH-Wert des sauren Magensaftes wirkt bakterienabtötend und führt zu einer Ausflockung (Denaturierung) von Eiweiß, wodurch dieses durch die eiweißspaltenden Enzyme besser »angreifbar« wird.

Speichel

Speichel ist mit pH 7,1 bis 7,0 leicht basisch bis neutral. Wer viel Zucker zu sich nimmt, bildet Plaquebakterien, die ihren Energiebedarf durch den Abbau von Zucker aus Nahrungsmitteln decken. Dabei entstehen Säuren in der Mundhöhle, und der pH-Wert des Speichels fällt in einen sauren Bereich ab. Die Auflösung des Zahnschmelzes beginnt bei einem pH-Wert von 5,5. Ist der Zucker aufgebraucht, führt der Speichel wieder zu einem Anstieg des pH-Wertes. Er repariert die entstandenen Schäden und remineralisiert die Zähne.

Muskeln

Muskeln und Organzellen liegen mit pH 6,9 im sauren Bereich, weil sie Tag und Nacht unter Bildung von Kohlensäure Nährstoffe verbrennen. Sportler, die verstärkt auf kohlenhydrat- und eiweißreiche Nahrungsmittel zurückgreifen, sind besonders gefährdet zu übersäuern. Wenn der Sauerstoff in den Muskelzellen nicht mehr ausreicht, stellt unser Körper auf anaerobe (»ohne Sauerstoff«) Energiegewinnung um. Dabei werden Kohlenhydrate ohne Sauerstoff abgebaut. Es entsteht unter anderem Milchsäure (Laktat). Je mehr Laktat produziert wird, umso stärker sinkt der pH-Wert im Muskel, er wird zunehmend saurer und bringt immer weniger Leistung.

Bauchspeicheldrüse

Das Verdauungssekret der Bauchspeicheldrüse ist mit pH 8,0 stark basisch, da es den sauren Nahrungsbrei vom Magen im Zwölffingerdarm neutralisieren muss. Über den Dünndarm werden dann die Nährstoffe von unserem Organismus aufgenommen, weil unsere Verdauungsenzyme in basischer Umgebung an die Arbeit gehen können.

Harn

Der Harn schwankt mit Werten von pH 5,0 bis 8,0 von stark sauer bis stark basisch. Durch die Entsäuerung in der Nacht ist der Morgenurin am sauersten, nachmittags zwischen 14.00 Uhr und 17.00 Uhr am basischsten, weil unser Magen mit jeder Mahlzeit neben der Magensäure auch lebenswichtige Basen produziert. Urin besteht zu 95 % aus Wasser, in dem der Harnstoff gelöst ist, der übrig bleibt, wenn wir in der Leber Eiweiß abbauen. Daneben verlassen die Harnsäure und das Kreatinin ebenfalls als Stoffwechselendprodukte und kleinere Mengen organischer und anorganischer Salze (Kochsalz), Phosphate und Säuren mit dem Harn unseren Körper. Die Niere ist unser wichtigstes Organ zur Ausscheidung überflüssiger Säuren!

Dünndarm

Der pH-Wert von 8 ist klar basisch. Das wichtigste Eiweiß-Verdauungsenzym Trypsin, das im Saft des Dünndarms vorkommt, hat ebenso sein pH-Optimum im Bereich von 8. Bei steigendem Säuregehalt wird dieses Enzym wie die Mehrzahl aller Enzyme gehemmt oder sogar zerstört.

Enzyme – die Katalysatoren unseres Lebens

Enzyme sind so genannte Biokatalysatoren, ohne die keine der lebenswichtigen chemischen Reaktionen in unserem Körper ablaufen würde. Ohne Enzyme gäbe es kein Leben. Erst durch ihre Anwesenheit kann in unserer Zelle aus der Nahrung Energie und Baustoff gewonnen werden. Chemisch gesehen sind sie nichts anderes als spezielle Eiweißstoffe (Proteine) mit katalytischen, also umsetzungsaktiven Fähigkeiten. Alle Proteine wiederum bestehen aus Hunderten oder Tausenden von Aminosäuren. Insgesamt gibt es 20 solcher Aminosäuren, aus denen 99% aller Proteine und da-

WICHTIGE ENZYME

Pankreatin	Bauchspeicheldrüsenenzym
Katalase	Spaltet Wasserstoffsuperoxid in Wasser und Sauerstoff
Papain	Papaya-Enzym gegen Entzündungen/ Verdauungserkrankungen
Prypsin	Eiweißstoffwechsel
Pepsin	Eiweißstoffwechsel
Kathepsin	Eiweißstoffwechsel
Lipase	Fettstoffwechsel
Bromelaine	Ananas-Enzym zur Behandlung des Verdauungstraktes
Hyaluronidase	Keimdrüsen und Samen des Mannes
Diastastasen/ Amylasen	Zucker- und Stärkestoffwechsel, Bauchspeichel- und Mundspeicheldrüse
Chymotrypsin	Bauchspeicheldrüsenenzym, Eiweißstoffwechsel

mit auch Enzyme zusammengesetzt sind. Jedes Enzym hat seine bevorzugten »Nahrungsteilchen«. Manche verarbeiten nur Stärke wie das Enzym Amylase im Speichel, andere wie die Urease nur Harnstoff in der Leber und wieder andere nur bestimmte Fettmoleküle im Dünndarm (Lipase). Aber sie sind nicht nur wählerisch, was die verwertbaren Nährstoffe angeht, sie brauchen auch noch bestimmte Voraussetzungen:

❶ Vitamine und Spurenelemente sind oft so genannte Co-Faktoren unserer Enzyme. Ohne deren Hilfe können die Enzyme ihrer Arbeit nicht oder nur ungenügend nachkommen. Die Folge: unvollständiger Stoffwechsel in den Zellen und dadurch Säureanstieg. Diese zellulären Säuren werden im Bindegewebe abgelagert, in das Blut abgesondert und dort üblicherweise von den Puffer-Systemen abgefedert. Das belastet jedoch unsere Basenreserven und »versulzt« unser Bindegewebe (→ Seite 44 »Das Bindegewebe – unsere Mülldeponie«).

❷ So genannte Koenzyme dienen als zusätzliche Helfer. Zum Beispiel wird das Koenzym Q oder Q 10 gebraucht, um in den Kraftwerken unserer Zellen, den Mitochondrien, Glukose zu verbrennen, um so Energie zu gewinnen. Koenzyme sind mit den Vitaminen verwandt und benötigen auch Vitamine von außen. Wer sich vitaminarm ernährt, leistet Stoffwechselstörungen Vorschub.

❸ Am schnellsten arbeiten Enzyme bei Temperaturen zwischen 33 und 37 °C. Darunter und darüber verlangsamt sich die Arbeitsgeschwindigkeit. Das Enzym wird in seiner Aktivität gehemmt. Bei über 50 °C werden die meisten Enzyme zerstört. Deswegen sind auch gekochte Nahrung oder industriell hergestellte Nahrungsmittel ohne wertvolle Enzyme.

❹ Alle Enzyme arbeiten nur optimal bei einem bestimmten pH-Wert. Dies muss keineswegs immer der neutrale pH-Wert 7 sein. Das im Magensaft vorkommende Pepsin fühlt sich nur im deutlich sauren Bereich zwischen 2 und 3 wohl, Trypsin, das im Saft des Dünndarms vorkommt, liebt es dagegen stark basisch. Und weil das so wichtig ist, versucht unser Körper, den pH-Wert immer in einem festen Bereich zu halten. Man nennt das auch Pufferung (→ Seite 38). Eine pH-Wertveränderung ist im Gegensatz zu einer Temperaturerhöhung über 50 °C nicht »tödlich« für das Enzym. Stellt man den richtigen pH-Wert wieder her – etwa durch eine Basenkur – funktioniert das Enzym meist wieder.

So funktionieren unsere Enzyme

In einer Flüssigkeit wie etwa Wasser sind Millionen kleinster Teilchen in ständiger Bewegung. Manche sind schnell, manche langsam, und die meisten bewegen sich mit einer mittleren Geschwindigkeit. Damit es zu einer chemischen Reaktion kommen kann, müssen zwei der Teilchen aufeinander prallen. Dazu ist eine bestimmte Mindestgeschwindigkeit nötig, auch Aktivierungsenergie genannt. Leider sind jedoch die meisten Moleküle nicht schnell genug, haben nicht genügend Dampf im wahrsten Sinne des Wortes. Denn mit Hitze könnte man ihnen »Beine machen«. Dann nämlich bewegen sich alle Moleküle oder Atome schneller, und der Anteil der Teilchen mit der notwendigen Mindestgeschwindigkeit für eine chemische Reaktion steigt rapide an.

Nun kann aber das Innere unserer Zellen nicht aufgeheizt werden, um lebensnotwendige Reaktionen zu beschleunigen. Über 40 °C werden die meisten Proteine zerstört, was unseren Tod bedeuten würde. Deswegen funktioniert es umgekehrt: Nicht die Flüssigkeitstemperatur wird angehoben, bis genügend viele Teilchen die Mindestgeschwindigkeit (Aktivierungsenergie) für eine Reaktion erreicht haben, sondern die Mindestgeschwindigkeit für einen erfolgreichen Zusammenstoß wird mit so genannten Katalysatoren herabgesetzt.

Diese Katalysatoren sorgen wie in unseren Autos dafür, dass die giftigen „Abgase" schon bei niedrigeren Temperaturen möglichst vollständig umgewandelt werden. Und das erledigen in unserem Körper so genannte Biokatalysatoren – die allgegenwärtigen Enzyme.

So entstehen Säuren in unserem Körper

Säuren durch Stoffwechselvorgänge

Die von unserem Blut gelieferten Nährstoffe enthalten zwar schon Energie, aber die ist chemisch gebunden und steht den Zellen und damit zum Beispiel unseren Muskeln nicht direkt zur Verfügung.

Ebenso wie das Benzin in einem Automotor müssen auch die Nährstoffe zuerst verbrannt werden, um Bewegung zu erzeugen.

Das geschieht in speziellen »Zellkraftwerken«, den Mitochondrien, die in fast jeder Zelle vorhanden sind. Alle Energie also, die wir zum Leben nutzen können, entsteht durch Verbrennung (= Oxidation). Und durch Oxidation kann diese Energie schrittweise auf eine Art »Energiewährung« wie das ATP (→ Seite 22) übertragen werden.

Die Energieproduktion im Körper

Damit die Energie produziert werden kann, müssen einige Bedingungen erfüllt sein:

→ Wir brauchen genügend Zucker oder Fette,
→ es muss ausreichend Sauerstoff vorhanden sein,
→ die zur Energiefreisetzung benötigten Enzyme müssen optimal arbeiten können.

Dazu wird erst einmal im Darm unsere Nahrung in ihre Bestandteile zerlegt, die Lunge nimmt Sauerstoff aus der Luft auf, und unser Herz-Kreislauf-System transportiert die aufbereiteten Nährstoffe und den Sauerstoff an das Bindegewebe heran, das die Zellen umschließt. Erst von hier gelangt es dann in die Zellen. Bei optimaler Verbrennung bleiben Wasser und Kohlendioxid (CO_2) übrig. Pro Tag produzieren wir etwa ein Kilogramm CO_2. Dieses muss schnellstmöglich abtransportiert werden, sonst wird die Zelle sauer, und das wäre ihr Untergang. Ein gesunder Organismus hat damit auch keine Schwierigkeiten, denn er scheidet das Kohlendioxid jederzeit über die Atemwege aus.

Zu einer Übersäuerung kommt es erst, wenn zu wenig Sauerstoff vorhanden ist oder aber die Verbrennung nicht vollständig ablaufen kann, weil nicht genügend Mineralstoffe zur Verfügung stehen oder die Enzyme in einem zu sauren Zellmilieu nicht optimal arbeiten. Jedes unvollständig verbrannte Zucker- oder Fettmolekül säuert unseren Stoffwechsel. Die dabei gebildeten Säuren, besonders die Milchsäure aus Glukose und Ketosäuren aus Fetten, werden wir dann nicht mehr so einfach über die Atmung los.

Neben dieser »natürlichen« Säureproduktion durch unseren Stoffwechsel entstehen meist durch falsche Ernährung, mangelnde Bewegung und Stress oft regelrechte Säurefluten, auf die unser Körper sehr viel weniger vorbereitet ist. Schafft er es dann nicht, die Säuren auszuscheiden, spricht man von Übersäuerung. Bei einer latenten Azidose ist der Körper zwar »übersäuert«, man hat jedoch noch keine gesundheitlichen Beschwerden, da ein komplexes Puffersystem unseren Körper noch vor den Säuren schützt. Aber wie jedes Puffersystem hat auch dieses seine Grenzen.

ATP – DIE ENERGIEWÄHRUNG

In den Kraftwerken unserer Zellen – den Mitochondrien – werden Nährstoffe wie Kohlenhydrate (Zucker) und Fett mit Hilfe von Sauerstoff verbrannt. Dabei entsteht der »Brennstoff« ATP (Adenosintriphosphat) sozusagen als universelle zellulare Energiemünze. Es besteht aus dem stickstoffhaltigen Adenin, dem Zucker Ribose und drei Phosphatmolekülen.

Dieses ATP ist der Motor des Lebens, und zwar in allen Organismen dieser Erde. Beim Abspalten einer der drei Phosphatmoleküle wird Energie frei. Sie kann jetzt in allen Bereichen zum Aufbau neuer Moleküle oder Zellen eingesetzt werden. Zurück bleibt das ADP (Adenosindiphosphat), das in Mitochondrien wieder in ATP umgewandelt werden kann.

ATP als Energiemünze hat entscheidende Vorteile gegenüber Fett oder Zucker:

1. Der Energiegehalt ist kleiner – man hat sozusagen energetisches Kleingeld.
2. ATP kann leichter regeneriert werden.
3. Die Energie steht schnell ohne große Umwandlungsprozesse zur Verfügung.

Erste Anzeichen einer Übersäuerung

→ Müdigkeit
→ Kopfschmerzen
→ Konzentrationsmangel
→ Leistungsschwäche
→ Schlafstörungen
→ Herz-Kreislaufstörungen

Ein durchschnittlicher Mensch setzt pro Stunde etwa 5 kg ATP um, also 120 kg ATP pro Tag. Bei Leistungssportlern kann der Verbrauch bis auf 100 kg pro Stunde steigen. Solche Mengen liegen natürlich nicht in gespeicherter Form vor, sondern müssen ständig hergestellt werden. Und zwar in jeder einzelnen Zelle durch die Verbrennung der »Energiespeicher« Zucker und Fett. Bei einer vollständigen Verbrennung von Glukose bräuchte man nur knapp 15g Glukose, um 1 kg ATP zu bilden.

Ist unser Stoffwechsel im Gleichgewicht, wird genauso viel Energie hergestellt, wie verbraucht wird. Man spricht dann von einem aeroben (mit Sauerstoff) Stoffwechsel. Bei großer körperlicher Anstrengung oder Stoffwechselstörungen kann es aber vorkommen, dass nicht genügend Sauerstoff zugeführt werden kann. Folge: Die Moleküle für ATP können nicht mehr ganz verbrannt werden, und unser Körper behilft sich damit, dass er die halbfertigen ATP-Vorprodukte in Milchsäure umbaut. Wir kennen alle die Folgen aus diesem anaeroben Stoffwechsel: Muskelkater durch Übersäuerung der Muskulatur in Kombination mit mikroskopisch kleinen Faserrissen.

Säuren durch falsche Ernährung

Man ist, was man isst, heißt es. Und man fühlt sich auch so, möchte man hinzufügen. Wenn man bedenkt, wie unterschiedlich unsere Nahrung ist, die wir täglich zu uns nehmen, und wie kompliziert die Prozesse sind, mit denen unser Körper daraus Energie und Baustoffe gewinnt, ist es nicht weiter verwunderlich, dass wir unseren Organismus mit der falschen Ernährung nicht gerade unterstützen, ja richtig Schaden zufügen können.

Der Weg der Nahrung durch unseren Körper

Die Verdauung unserer Speisen beginnt im Mund, wo die Nahrung mit den Zähnen mechanisch zerkleinert wird. Unser Speichel (täglich 1 bis 1,5 Liter) macht sie für den Weitertransport in die Speiseröhre gleitfähig. Schon im Speichel spaltet das Enzym Amylase komplexe Kohlenhydrate (Stärke, Glykogen, Dextrine) in kleinere Untereinheiten (Oligosaccharide, Malzzucker). Wer Brot lang genug kaut – und das sollte man sowieso! – wird feststellen, dass es süßlich schmeckt. Gewürze wie Pfeffer, Chili, Senf oder Paprika erhöhen die Enzymtätigkeit und die Speichelproduktion. Nicht zuletzt reinigt der Speichel unsere Zähne und neutralisiert im Mund entstandene oder mit der Nahrung zugeführte Säuren, etwa Fruchtsäuren von Obst. Deswegen: mit dem Zähneputzen nach Obstgenuss etwa eine Stunde warten, bis der Speichel seine Arbeit getan hat.

Aufspaltung durch Säure

Vom Mund geht's über die Speiseröhre in den Magen, wo der Speisebrei mit dem Magensaft (täglich 1,5 bis 3 Liter) vermischt wird. Der niedrige pH-Wert von 1,5 des sauren Magensaftes tötet Bakterien ab und führt zu einer Ausflockung (Denaturierung) von Eiweiß. Bier, Wein und Stärkeres fördern die Magensäuresekretion erheblich. Ebenso Eiweiß, während Fett die Säureproduktion hemmt. Über die Magenwand werden in geringem Maße Fett verdauende Enzyme und vor allem das Eiweiß spaltende Enzym Pepsin zugegeben. Die Verdauung der Kohlenhydrate wird im Magen ohne eigene Kohlenhydrat verdauende Enzyme fortgesetzt. Ein hoher Fettanteil erhöht also die Verweildauer der Nahrung im Magen. Der fette Schweinebraten liegt dann schwer im Magen, wie man sagt.

Der Magen produziert aber neben der Salzsäure gleichzeitig den passenden basischen Puffer dazu: das Natriumbikarbonat. Man kennt es auch als doppelkohlensaures Natron oder Bullrichsalz aus der Apotheke gegen Sodbrennen. Eingelagert in den Magenschleim wirkt diese Substanz zum einen wie ein chemischer Schutzwall gegen die Selbstverdauung durch die ätzende Magensäure. Den Rest benötigen unsere Organe Leber, Bauchspeicheldrüse und die Darmschleimhautdrüsen, wo sie gespeichert werden und dann den sauren Magenbrei im Dünndarm neutralisieren.

Aufnahme der Nahrungsbestandteile

Durch den Magenpförtner kommt der Nahrungsbrei in den Zwölffingerdarm. Im Dünndarm dann werden die Nahrungsbestandteile mit Hilfe von Enzymen weiter zerlegt. Kohlenhydrate werden durch spezielle Enzyme (Disaccharidasen) in ihre kleinsten Bestandteile zerlegt. Die Fettverdauung findet hauptsächlich im oberen Teil des Dünndarms statt. Dazu wird die von der Leber gebildete Gallenflüssigkeit zuerst in der Gallenblase zwischengespeichert und dann in den Zwölffingerdarm abgegeben, um die Fette zu emulgieren. Später können sie so von den Verdauungsenzymen (Lipasen) besser aufgeschlossen werden.

Die im Magen begonnene Eiweißverdauung wird im Darm fortgesetzt. Das Sekret der Bauchspeicheldrüse (Pankreas) enthält Enzyme wie das Trepsin, das große »Eiweißbrocken« in kleinste Moleküle (Peptide, Aminosäuren) abbaut.

Die zweite wichtige Aufgabe des Dünndarms ist die Überführung dieser kleinsten Nährstoffteilchen in die Blutbahn. Dafür ist die Oberfläche dieses Organs durch die so genannten Darmzotten stark vergrößert. Schleimhautfalten mit fingerförmigen Ausstülpungen, auf denen sich der so genannte Bürstensaum befindet, erhöhen die Fläche des Darmes auf die Größe eines Tennisplatzes. Im Dickdarm wird vor der Ausscheidung dem Rest des Speisebreis Wasser entzogen, das zusammen mit wertvollen Mineralstoffen wieder zurück in den Körper transportiert wird.

Die Darmflora

Über diesen komplexen Mechanismus der Verdauung ist unser Körper darauf eingerichtet, unterschiedlichste Nahrungsstoffe aufzunehmen und zu verarbeiten. Sehr wichtig für den gesunden Aufschluss der Nahrung ist zudem die Mikroflora im Darm – unterschiedlichste Bakterien, die teilweise auch Vitamine produzieren können. Die Nahrung, die Ausscheidungen dieser Mikroorganismen und die Körpersekrete bestimmen das Mikroklima im Darm. Ist es gestört, kommt es zu einer säurebildenden Gärung. Das beeinflusst auch die Verarbeitung und Zurückgewinnung von Nahrungsbestandteilen.

Säure durch die Nahrung

Einseitige Ernährung führt nicht nur zu Mangelerscheinungen, weil zu wenig an lebenswichtigen Mineralstoffen aufgenommen wird, sondern ebenso, weil diese Stoffe bei der Verarbeitung industrieller Nahrungsmittel in unserem Körper zu stark verbraucht werden. So kommt es zum Beispiel häufig nach übermäßigem Verzehr von raffiniertem Zucker zu Vitamin-B-Mangel.

Chemisch konservierte Nahrungsmittel können auch schnell das Mikroklima in unserem Darm schädigen. Die Folge: Es kommt zu säurebildender Gärung im Darm.

Jede Verdauung von Eiweiß bildet Säure. Besonders aber wirkt sich tierisches Eiweiß auf den Säure-Basen-Haushalt negativ aus. Aber auch da gibt es Unterschiede. So bilden die Aminosäuren in Milch und Käse weniger Säure als der Spitzenreiter unter den sauren Lebensmitteln, das Fleisch. Nukleinsäuren und Aminosäuren wirken nämlich säuernd, weil sie zu anorganischen Säuren Phosphorsäure und Schwefelsäure umgewandelt werden. Die können nicht weiter abgebaut werden und müssen mit Basen neutralisiert und durch die Nieren ausgeschieden werden. Je mehr Fleisch wir also konsumieren, desto mehr Basen brauchen wir zur Ausscheidung. Fleisch hat auch jede Menge eigentlich basischer Purine aus der DNS (Zellkern).

Um sie ausscheiden zu können, müssen sie jedoch in Harnsäure umgewandelt werden und sind so ebenfalls säuernd. Pflanzliches Eiweiß hat dagegen immer auch eine Menge an basischen Mineralien und nicht so viele Zellkerne wie tierisches Eiweiß.

Fleisch macht sauer

Mehrere Studien haben gezeigt, dass ein Säureüberschuss durch übermäßigen Fleischkonsum zu einer verstärkten Mobilisation von Kalzium aus der Knochensubstanz führt, den Knochen also Kalzium entzogen wird. So ließ Prof. Peter Burckhardt am Universitätshospital in Lausanne seinen Patienten die freie Wahl: Hackfleisch mit Nudeln und Parmesan, gebackene Kartoffeln mit Tomatensalat oder Fisch mit Reis. Kalorienanzahl, Kalzium- und Proteingehalt waren etwa gleich. Das Ergebnis: Schon nach einigen Tagen unterschieden sich die Kalzium-Verluste um bis zu 75 %! Eine Überprüfung des Urin-pH-Wertes ergab, dass zwei Diäten zu einem eher sauren und die anderen zu einem eher basischen Urin führten. Deswegen rät Prof. Peter Burckhard zu »knochenfreundlicher« Nahrung. Das sind Stoffe, die im Körper in Basen abgebaut werden. Und das hat keineswegs mit dem Geschmack zu tun. So ist etwa die Zitrone kein Säurebildner, weil aus vielen Mineralstoffen der Zitrusfrucht starke Basen gebildet werden und die Zitronensäure zur schwachen Kohlensäure umgebaut wird. Die wiederum verlässt unseren Körper als Kohlendioxid über die Atmung.

Säuren durch Mineralstoff- und Vitaminmangel

Vitamine und Mineralstoffe brauchen wir bei allen unseren Stoffwechselvorgängen. Nur leider enthält unsere Nahrung immer weniger davon. Unglücklicherweise haben gerade die Nahrungsmittel, für die wir am nötigsten Mineralstoffe und Vitamine bräuchten, um sie in unserem Körper richtig zu verwerten, am wenigsten davon.

Vitamine

Wenn wichtige Vitamine und Mineralstoffe in der Zelle fehlen, treten Engpässe in der Stoffumwandlung auf. Denn Enzyme brauchen so genannte Koenzyme, und die wiederum benötigen Vitamine von außen, um im Körper hergestellt werden zu können. Besonders die Vitamine der B-Gruppe (Vitamin B1, Vitamin B2, Vitamin B6, Vitamin B12, Nicotinamid, Pantothensäure, Folsäure) werden in hohem Maße bei Glukose-Verwertung und Energiebereitstellung verbraucht. Wer sich vitaminarm ernährt, leistet Stoffwechselstörungen und damit einer Übersäuerung Vorschub.

Mineralstoffe

Zink ist enorm wichtig für eine optimale Säureausscheidung über die Nieren und damit für unseren Säure-Basen-Haushalt, denn es sorgt für den Abtransport des Kohlendioxids (CO_2) während der Atmung. Hohe Konzentrationen dieses Enzyms finden sich in den roten Blutkörperchen (Erythrozyten), in der Magenschleimhaut, Niere und in den Augenlinsen. Das Hämoglobin in den Erythrozyten transportiert Sauerstoff von der Lunge zu den anderen Geweben und umgekehrt das im Körpergewebe gebildete Kohlendioxid zur Lunge, von wo es abgeatmet wird. Darüber hinaus benötigt unser Basenorgan Nummer Eins, die Bauchspeicheldrüse, das Spurenelement. Ohne Zink kann sie kein Insulin produzieren. Dies ist auch der Grund, warum viele Diabetiker unter Zinkmangel leiden.

Eisen ist Bestandteil vieler Enzymsysteme, insbesondere im Bereich des Sauerstofftransportes, der Sauerstoffverwertung und -speicherung. Das Hämoglobin als Transportsystem enthält etwa 70 % des im Körper befindlichen Eisens. Die optimale Anfuhr und Ausnutzung von Sauerstoff ist eine Grundvoraussetzung für die Stoffwechselvorgänge in den Zellen.

Kupfer ähnelt in seiner Funktion stark dem Eisen. Wo Eisen gebraucht wird, dient Kupfer als Katalysator. Die Hämoglobin-Synthese und die Atmungskette können ohne Kupfer nicht funktionieren. Es gibt keine Verbrennung, keine Energieleistung ohne Kupfer.

Kalium ist ein sehr wichtiges Spurenelement für das Säure-Basen-Gleichgewicht in allen Zellen. Kommt es bei den Verbrennungsvorgängen in der Zelle zu einem Sauerstoffmangel,

ANORGANISCHE SÄUREN

Die anorganischen Säuren entstehen bei der Umwandlung von Nahrungsmitteln. Dazu gehören Phosphorsäure aus Nukleinsäuren, die ein wichtiger Bestandteil aller Zellen sind, und Schwefelsäure aus schwefelhaltigen Aminosäuren, den Bausteinen der Proteine. Da Phosphor- und Schwefelsäure im Körper nicht weiter abgebaut werden können, müssen sie mit Basen neutralisiert und als Salze über die Nieren ausgeschieden werden. Je mehr Nahrungsmittel wir konsumieren, die zur Bildung von anorganischen, nicht abbaubaren Säuren führen (z.B. Käse, Fleisch), desto mehr Basen brauchen wir zu ihrer Ausscheidung. Selbst wenn genug Basen vorhanden sind, belastet der Säureüberfluss unseren Stoffwechsel.

Die Säuren sind natürlich nicht nur schädlich, und ihre Verbindungen brauchen wir für lebenswichtige Vorgänge und Stoffe. Ähnlich ist es mit den Aminosäuren. Ungesund und schädlich ist allein ihr Überfluss, der durch falsche Ernährung verursacht wird.

wird vermehrt Milchsäure gebildet. Zum Puffern dieser für die Zellen gefährlichen Säure und zur Bindung von Kohlendioxid ist Kalium erforderlich.

Kalzium dient dem Knochenaufbau und wird bei Übersäuerung verstärkt dem Knochen zur Pufferung der Säuren entnommen. Außerdem steuert es die Energiegewinnung aus ATP. Sie kommt zum Stillstand, wenn kein Kalzium mehr vorhanden sind. Ein Kalzium-Mangel wird schnell durch den Abbau der im Skelett gespeicherten Kalzium-Reserven ausgeglichen. Zusammen mit der permanenten Kalzium-Unterversorgung durch die Nahrung kann es im Alter zu Osteoporose kommen.

Mangan ist für den Säure-Basen-Haushalt von großer Bedeutung. Die bei anaerober Verbrennung entstandene Milchsäure wird mit dem manganhaltigen Enzym Pyruvatcarboxylase wieder zu verbrennungsfähiger Glukose zurückverwandelt. Ohne diesen Vorgang würden unsere Zellen einen Milchsäuretod sterben.

Magnesium kommt in mehr als 300 Enzymen vor, und die Energieproduktion aus Fetten und Kohlenhydraten in der Zelle liefe ohne Magnesium nur auf Sparflamme.

Säuren durch Krankheiten

Eine Störung des Säure-Basen-Haushaltes macht nicht nur krank, sie kann auch durch eine Krankheit hervorgerufen oder verstärkt werden. Das gilt für akute Krankheiten ebenso wie für chronische Krankheiten.

→ Bei Diabetikern wird durch Insulinmangel vermehrt Fett abgebaut. Dabei entstehen als Zwischenprodukt so genannte Ketonsäuren – man spricht auch von einer Ketoazidose.

Wenn es dann zusätzlich zu einer Überblähung der Lunge (Lungenemphysem) kommt, übersäuert der Körper über das verminderte Abatmen von Kohlensäure zusätzlich.

→ Überhaupt ist jede Beeinträchtigung der Atemtätigkeit, etwa durch einen akuten Asthmaanfall, eine chronische Bronchitis bei Rauchern ab dem 50. Lebensjahr oder durch chemische Substanzen ungünstig bis gefährlich für unser Säure-Basen-Gleichgewicht.

→ Auch alle Krankheiten von Organen, die unseren Säure-Basen-Haushalt steuern, wie die Leber, Bauchspeicheldrüse (Pankreas) oder Gallenblase, können zu einer Übersäuerung führen.

→ Krankheiten, die unser Säureausscheidungsorgan Nummer Eins – die Niere – betreffen, führen oft dazu, dass nicht genügend Säure aus dem Körper transportiert werden kann.

→ Verschiedene Erkrankungen des Magens können zu einer Übersäuerung führen.

Achtung! Übersäuerung kann durch ernsthafte Erkrankungen zustande kommen. Deshalb sollten Sie unbedingt den Rat eines Arztes einholen, bevor Sie selbst eine Entsäuerung einleiten.

Säuren durch Stress

Etwas »schlägt uns auf den Magen« oder liegt dort »wie ein Stein«, wir sind buchstäblich »sauer«, wir müssen »etwas Unverträgliches schlucken« oder aber wir müssen Nachrichten erst einmal »verdauen«. Betroffen ist immer der Verdauungstrakt. Negative Gedanken, Ängste, Sorgen, Wut, Verzweiflung, Stress, aber natürlich auch Freude wirken sich sofort körperlich aus. Das ist auch nicht verwunderlich, bestehen doch zwischen unserem Gehirn und dem vegetativen Nervensystem wie etwa dem Magen-Darm-Nervensystem zahlreiche Verbindungen. Das vegetative Nervensystem hält alle lebenswichtigen Organtätigkeiten aufrecht und passt den Körper an die ständig wechselnden Umweltbedingungen an, indem es Atmung, Kreislauf, Stoffwechsel, Aktivität, Verdauung, Drüsentätigkeit, Temperatur, Ausscheidung, Schlaf, Wachstum und Fortpflanzung steuert. Es besteht aus zwei Teilen mit gegenläufigen Funktionen. Durch dieses Zusammenspiel halten sie das vegetative Gleichgewicht unseres Körpers (Homöostase) aufrecht.

→ Sympathisches Nervensystem: für Aktivität und Leistung;
→ Parasympathisches Nervensystem: für Erholung, Entspannung und Energieaufbau.

Man kann sagen, dass der Einfluss des Sympathikus das Gleichgewicht in Richtung sauer, der des Parasympathikus in Richtung basisch verschiebt. Beide sind natürlich notwendig, so wie auch Säuren in unserem Körper gebraucht werden. Nur das falsche Verhältnis der beiden zueinander kann uns krank machen.

Regelabläufe der Nervensysteme

Das vegetative Nervensystem ist von unserem Willen nicht steuerbar, weshalb man auch vom »autonomen« oder »unwillkürlichen« Nervensystem spricht. Bei Angst, Aufregung und Stress bewirkt der Sympathikus durch eine Ausschüttung von Stresshormonen eine Reduzierung der Verdauungsprozesse. Unser Körper spart so kurzfristig Energie, um sich für eine Gefahrensituation zu wappnen. Es wird zwar weniger Magensäure produziert, aber Fettsäuren werden vermehrt mobilisiert, und Glukose und ATP werden produziert. Das bedeutet einen Säureschub für unseren Körper. Zum Ausgleich erfolgt etwas später eine verstärkte Parasympathikus-Aktivität mit vermehrter Ausschüttung von Magensäure auch ohne vorherige Nahrungsaufnahme.

Eine Übersäuerung wirkt aber auch umgekehrt als starker Stressfaktor auf das vegetative Nervensystem. Säure aktiviert den Sympathikus. Sie sorgt für Erregung, wenn wir eigentlich ausruhen sollen, und bewirkt die Ausschüttung der Stresshormone, auch wenn gar kein wirklicher Grund für Anspannung, Kampf oder Flucht gegeben ist. Dazu versetzt eine saure Stoffwechsellage unser Immunsystem in Alarmbereitschaft, ohne dass Krankheitserreger unsere Gesundheit bedrohen.

Säuren durch Bewegungsmangel oder Überanstrengung

Die Lunge dient im Säure-Basen-Gleichgewicht als wichtiges Aufnahme- und Ausscheidungsorgan. Sie gibt saures Kohlendioxid ab und nimmt Sauerstoff für die Energiegewinnung in unseren Zellen auf. Durch Bewegung an frischer Luft wird der pH-Wert im Körper sofort gesenkt. Wer sich wenig bewegt und schlecht atmet, bekommt zu wenig Sauerstoff. Die Folge: Viele saure Substanzen bleiben im Körper zurück, weil für die Energiegewinnung beim Verbrennen in den Zellen Sauerstoff fehlt. Der Verbrennungsvorgang bleibt unvollständig, und statt Wasser und Kohlendioxid entstehen saure Zwischenprodukte. Und der Teufelskreis dreht sich weiter. Sinkender pH-Wert in der Zelle heißt auch, dass die Enzyme – unsere Biokatalysatoren – nicht mehr so gut funktionieren und die Stoffwechselvorgänge in der Zelle langsamer ablaufen.

Je mehr Sauerstoff etwa durch ein moderates Ausdauertraining eingeatmet wird, umso mehr Säuren werden auch ausgeschieden. Wer es aber übertreibt, kommt »außer Atem« und bekommt einen Muskelkater. Wegen eines Sauerstoffmangels hat der Körper Milchsäure gebildet, und zusammen mit kleinsten Verletzungen des Muskels tut der entsprechende Muskel jetzt weh.

Die Organe des Säure-Basen-Haushaltes

Säuren lassen sich in unserem Körper verschiedenen Kategorien zuordnen: nach ihrer Herkunft und nach den Organen, die an ihrer Entsorgung beteiligt sind.

→ Anorganische Säuren werden mit unserer Nahrung aufgenommen und können ausschließlich über den Urin entsorgt werden.

→ Organische Säuren werden sowohl mit der Nahrung aufgenommen, entstehen aber auch durch die Energiegewinnung (Milchsäure, Ketonsäuren) in unseren Zellen. Die flüchtige Säure Kohlendioxid wird dabei über die Lunge abgeatmet, während nichtflüchtige Säuren in unserer Leber verarbeitet werden.

Für Abbau und Ausscheidung sind im Wesentlichen drei Organe zuständig: Nieren, Lunge und Leber. Dazu kann unser Blut durch so genannte Puffer bei plötzlichen Säureschwankungen seinen pH-Wert innerhalb eines engen Bereiches (pH 7,35 bis 7,45) konstant halten. Und Säuren, die wir nicht

REGULATION DES SÄURE-BASEN-HAUSHALTES

Blut über Puffersysteme → sofort
Lunge über Abatmung → sofort
Niere über Ausscheidung → mittelfristig
Leber über Harnstoffwechsel → langfristig

sofort loswerden können, lagern sich im Bindegewebe ein, wo sie regelrecht zu einer »Versulzung« führen. Für all diese »Säureabwehrmaßnahmen« verbraucht unser Organismus körpereigene Reserven. Unser Körper schwächt sich damit selbst. Deswegen ist es so wichtig, die Puffer-Systeme unseres Körpers zu unterstützen.

Das Blut als Transportvehikel

Das Blut erreicht alle Teile unseres Körpers. Es besteht aus festen Bestandteilen (Blutkörperchen und Blutplättchen) und flüssigem Plasma. Angetrieben vom Herzen als Pumpe, fließen in den Adern eines erwachsenen Menschen etwa 4,5 bis 6 Liter Blut. Die roten Blutkörperchen (Erythrozyten) transportieren Sauerstoff (O_2) und Kohlendioxid (CO_2) zwischen der Lunge und den Organen. Schon ein geringer Kohlendioxidanstieg führt dazu, dass unser Atemzentrum und Herzschlag beschleunigt arbeiten, bis das überschüssige Kohlendioxid abgeatmet ist.

Für die rote Färbung der Blutkörperchen sorgt der Blutfarbstoff Hämoglobin. Er benötigt ausreichende Mengen an Eisen, Vitamin B12 und Folsäure. Ohne Hämoglobin könnte unser Blut keinen Sauerstoff transportieren.

Die wichtigsten Aufgaben unseres Blutes sind:

❶ **Transport:** Mit unserem Blut werden Sauerstoff und Kohlendioxid, Vitamine, Stoffwechselprodukte und Nahrungsstoffe im Körper transportiert.

❷ **Wärmeregulation:** Unser Blut transportiert auch Wärme. Wegen seiner großen Wärmekapazität ist es wichtig für die Aufrechterhaltung der Körpertemperatur.

❸ **Signalübermittlung:** Die Botenstoffe unseres Körpers – die Hormone – benutzen das Blutkreislaufsystem, um an ihren Bestimmungsort zu gelangen.

❹ **Immunabwehr:** Bestimmte Stoffe im Blut dienen der Abwehr von Eindringlingen.

Damit unser Blut all diese Aufgaben erfüllen kann, muss sein pH-Wert in einem eng gesteckten Bereich zwischen 7,35 und 7,45 konstant gehalten werden. Ein Wert unter 7 oder über 7,8 würde sich tödlich auswirken: Die roten Blutkörperchen würden hart und könnten nicht mehr durch die feinen Blutgefäße in den äußeren Bereichen unseres Organismus gelangen. So käme nicht mehr genügend Sauerstoff von der Lunge in unsere Zellen. Dort würde die Energiegewinnung durch sauerstoffarme Verbrennung wieder vermehrt Milchsäure produzieren, und die Zelle würde noch saurer und letztlich absterben.

Die Lunge – unser Säurenschornstein

Unsere Lunge ist wohl das bekannteste Organ, was die Regulation des Säure-Basen-Haushaltes betrifft. Sie atmet in der Hauptsache Kohlendioxid (CO_2) ab. Und zwar im Idealfall genauso viel, wie in unseren Zellen bei der Energiegewinnung abfällt. Das ist für uns lebenswichtig, denn mit Wasser zu-

PUFFERUNG

Den Mechanismus unseres Blutes, Säuren unschädlich zu machen, nennen Chemiker Pufferung. Dabei bleibt der basische pH-Wert konstant, selbst wenn man unserem Blut Säuren hinzufügt. Ausschlaggebend dafür sind Mineralstoffe, die hinzukommende Säuren sofort neutralisieren.

Ein wichtiges Puffersystem des Menschen ist der Kohlendioxid-Bikarbonat-Puffer:

$$CO_2 + H_2O \leftrightarrow H_2CO_3 \leftrightarrow HCO_3^- + H^+$$

Aus Kohlendioxid (CO_2) und Wasser (H_2O) entsteht Kohlensäure (H_2CO_3), diese gibt ein H^+-Ion ab, und es entsteht Bikarbonat (HCO_3). Dieses stellt nun die Pufferbase dar, Kohlendioxid bzw. die Puffersäure. Beide Prozesse laufen im Körper dauernd in beide Richtungen ab. Die Komponenten dieser chemischen Gleichung stehen immer in einem chemischen Gleichgewicht. Werden jetzt dem Blut Säuren – was nichts anderes heißt wie H^+-Ionen – zugeführt, so kann das Bikarbonat (HCO_3), nach obiger Formel von rechts nach links gelesen, diese aufnehmen, und es entsteht Kohlensäure (H_2CO_3). Diese wiederum zerfällt in Wasser (H_2O) und Kohlendioxid (CO_2), welches einfach durch Ausatmen über die Lunge unschädlich gemacht werden kann. Analog gilt, dass Basen – also OH^--Ionen – ebenfalls gepuffert werden:

$$OH^- + CO_2 = HCO_3^-$$

Das bei der Pufferung entstandene Bikarbonat HCO_3- muss dann, damit der pH-Wert ausgeglichen und stabil bleibt, durch eine verminderte Ausatmung mit nachfolgendem CO_2-Anstieg kompensiert werden oder einfach durch die Nieren ausgeschieden werden.

sammen entsteht aus CO_2 die Kohlensäure. Ein Anstieg der CO_2-Menge in unserem Organismus bedeutet also auch eine Verschiebung des pH-Wertes hin zum Sauren. Innerhalb weniger Minuten reagiert unsere Atmung auf Veränderungen des O_2- oder CO_2-Gehaltes unseres Blutes, indem ein Anstieg oder Abfall des pH-Wertes sofort die Atemfrequenz ändert.

Eine Atemstörung kann zum Beispiel die Abatmung von CO_2 behindern. Andererseits führt eine krankhaft gesteigerte oder durch Aufregung oder einen Schock verursachte allzu hohe Atemtätigkeit (Hyperventilation) zu einem CO_2-Mangel und dementsprechend zu einer Verschiebung hin zum Basischen. So ziehen Krankheiten unserer Atmungsorgane oft auch Störungen des Säure-Basen-Haushaltes nach sich.

Die Nieren – unsere Kläranlage

Für die rasche Regulierung des pH-Wertes in unserem Blut ist die Lunge durch die Abatmung von CO_2 zuständig. Unsere Nieren reagieren zwar langsamer, dafür aber nachhaltiger.

Ununterbrochen wird dort unser Blut filtriert. So wird jeder Tropfen Blut, der in unseren Adern fließt, etwa alle 4 Minuten gefiltert. Insgesamt durchströmt immer ungefähr ein Viertel unseres Blutes die Nieren. Von Zellresten und großen Molekülen gereinigt, bleibt nach dem Filtervorgang der so genannte Primärharn übrig. Würden wir den schon ausscheiden, wäre die Folge eine sofortige »Vertrocknung«. Denn er enthält zwar kaum noch Zellen und Eiweiße, aber dafür Blutplasma. So fließt der Primärharn erst durch ein komplexes kilometerlanges Kanalsystem, wo er immer wieder gefiltert und ein Großteil zurück ins Blut aufgenommen wird. Am Ende verlässt dann nur noch etwa 1 % des Primärharns unseren Körper.

Pufferung durch Resorption

Viele Substanzen, die noch im Primärharn enthalten waren, werden nämlich von unserem Körper dringend benötigt. Deshalb müssen sie in das Blut zurückgeholt werden. Man nennt das auch Resorption. Neben Mineralstoffen wie Natrium, Kalium, Kalzium oder Chlorid gehört auch das Bikarbonat dazu, das wir dringend zum Puffern der Säuren in unserem Körper brauchen. Dabei reagieren unsere Nieren flexibel. Bei erniedrigtem Blut-pH wird Bikarbonat wieder resorbiert, ist der Blut-pH erhöht, wird ein Teil des filtrierten Bikarbonats mit dem Urin ausgeschieden.

Aber es geht noch weiter. Unsere Nieren können nicht nur Bikarbonat zurückgewinnen, sondern sogar aus CO_2 und Wasser mit Hilfe des Enzyms Karboanhydrase neues Bikarbonat produzieren, um die Verluste zu ersetzen, die bei der Pufferung von Kohlensäure aufgetreten sind.

SO ENTSTEHEN SÄUREN IM KÖRPER

Die Menge der Säuren und Basen in unserem Organismus entstehen:
→ Von außen durch die Zufuhr der Nahrung
→ Von innen durch Stoffwechselschlacken (Milchsäure durch Muskeltätigkeit)
→ Durch chronische Darmgärung bei gestörter Darmflora
→ Durch Organstörungen (Diabetes)
→ Durch wechselnde Tätigkeit von Nieren und Darm
→ Durch Ausscheidung von CO_2 über die Lunge
→ Durch die Tätigkeit der Belegzellen des Magens (Salzsäure- und Bikarbonatbildung)
→ Durch das vegetative Nervensystem

Und unsere Nieren haben noch eine Methode, um Säuren aus dem Körper zu bekommen. Sie bauen nämlich die Aminosäure Glutamin zu Glutamat ab. Dabei wird Ammoniak frei, das sich mit den H^+-Ionen der Säure zu NH_4^+ verbindet und so ausgeschieden werden kann.

Die Leber – unser zentrales Basenorgan

Unser wichtigstes Stoffwechselorgan ist die Leber. Mit ca. 1,5 kg Gewicht und einer Durchblutung von etwa 25% des Herzminutenvolumens ist die Leber unser lebender Motor, der all unsere Organe versorgt. Als Entgiftungs- aber auch Recycling-Organ verarbeitet sie aus dem Darm aufgenommene Nährstoffe wie z.B. Eiweiß und verteilt sie auf die Organe. Sie bereitet aber auch Stoffwechselschlacken und Gifte wieder auf oder entsorgt sie. Die Leber wandelt Kohlenhydrate (Glukose) in unseren »Speicherzucker« Glykogen um, und wenn diese Speicher voll sind, sogar in Fett.

Zudem produziert die Leber die für die Verdauung so wichtige Gallenflüssigkeit, die entweder in der Gallenblase zwischengespeichert oder direkt in den Darm abgegeben wird. Dort bereitet die in ihr enthaltene Gallensäure Fette aus unserer Nahrung für die Weiterverarbeitung durch die Enzyme der Bauchspeicheldrüse vor. Neben dem Verdauungssaft aus der Bauchspeicheldrüse und dem Dünndarm ist die Gallenflüssigkeit die Dritte im basischen Bunde. Alle drei neutralisieren die Magensäure im Dünndarm und leiten damit einen neuen Abschnitt des Verdauungsvorgangs ein. Denn erst in einem basischen Milieu können die Verdauungsenzyme unsere Nahrung in ihre Nährstoffe zerlegen. Für die Gallenflüssigkeit benötigt unsere Leber aber genügend basisches Natriumbikarbonat, das hauptsächlich vom Magen produziert wird, parallel mit der Bildung der sauren Magensäure.

Unsere Leber scheidet zwar Säuren nicht direkt aus, trotzdem ist sie enorm wichtig für unseren Säure-Basen-Haushalt. Sie ist zwar rund um die Uhr tätig, zeigt jedoch zeitliche Höhe- und Tiefpunkte. So wird vormittags und um die Mittagsstunde mehr Galle gebildet als am Abend und in der Nacht. Das bedeutet, dass mittags am besten verdaut werden kann. Dafür kümmert sich die Leber in der Nacht mehr um den Aufbau der Körpersubstanzen.

Der Magen – unsere Basenfabrik

Wir kennen den Magen meist als saures Organ, besonders wenn wir uns ärgern. Das ist aber nicht einmal die halbe Wahrheit. Der Magen ist unser größter Basenlieferant. Neben der Salzsäure, die unsere Nahrung verdauungsgerecht bearbeitet und Bakterien und Keime abtötet, entsteht im Magen mit Natriumbikarbonat auch das Gegenteil: eine Base. Unser Magen ist nämlich ein Säure-Basen-Spalter. Was er dazu braucht, ist einfaches Kochsalz, das sich immer in unserem Blut befindet. NaCl – so sagt der Chemiker zu Kochsalz – ist ein enorm wichtiges Salz für unseren Körper. Deswegen ist die Menge auch nahezu konstant. Etwa sechs Gramm davon brauchen wir. Ein Zuviel macht uns »durstig«, weil unsere Nieren das Salz erst ab einer bestimmten Verdünnung wieder ausscheiden können. Haben wir zu wenig davon, bleibt unser Harn kochsalzfrei, weil es im Körper zurückgehalten wird. Kochsalz müssen wir allerdings deswegen nicht zusätzlich zu uns nehmen. Das Problem in den Industrienationen ist eher ein Zuviel an Salz.

Bei einer normalen Mahlzeit bilden kleine Drüsen unseres Magens – die Belegzellen – etwa 1,1 Liter Magensaft mit ungefähr 0,5% Salzsäure (HCl) aus Kochsalz (NaCl), Kohlendioxid (CO_2) und Wasser (H_2O). Und die macht unseren Magensaft mit einem pH-Wert zwischen 1 und 3 sehr sauer.

Zink und Enzyme als Katalysatoren

Durch chemische Spaltung unter Zuhilfenahme des wichtigen Spurenelements Zink und im Beisein von Enzymen werden aus dem verbleibenden Rest (CO_2+ OH + Na) gleichzeitig Basen in Form von Natriumbikarbonat ($NaHCO_3$) gebildet, und zwar dreimal mehr als Säure. Übrigens: Was so chemisch klingt, ist unser bekanntes »doppelkohlensaures Natron«, das seit über hundert Jahren bei Sodbrennen verabreicht wird.

WAS TUN BEI ÜBERSÄUERUNG?

1 Mehr basisches Mineralwasser trinken.
2 Säuren durch viel Bewegung an frischer Luft abatmen.
3 Durch Schwitzen die Haut entsäuern (Sport, Sauna).
4 Richtig essen.
   a) Lange kauen, denn unser Speichel ist basisch, und schlecht zerkaute Nahrung gärt im Darm und bildet Säuren.
   b) Nicht zu viel essen, sonst werden zu viele basische Verdauungssäfte verbraucht.
   c) Basenspendende Lebensmittel essen (Gemüse, Obst).
5 Täglich über einen begrenzten Zeitraum einen Teelöffel Natriumbikarbonat auf 1/4 l lauwarmes Wasser einnehmen.
6 Heilfasten.

Bei akuten Schmerzen ist das durchaus hilfreich, auf Dauer beeinträchtigt man aber genau dadurch die Produktion von Basen. Und gerade deren Mangel ist die Ursache für die Beschwerden.

Säuren werden neutralisiert

Die Basen gehen über unseren Blutkreislauf zur Leber, wo sie für die Bildung der Galle benötigt werden. Unsere Bauchspeicheldrüse braucht sie, um die Enzyme Trypsin und Chymotrypsin herzustellen, und die alkalophilen Drüsen im Dünndarm (Brunner'sche Drüsen, Lieberkühn'sche Drüsen) benötigen sie für die Verdauung. Die ins Blut entlassenen Basen reichen normalerweise im Darm zur Neutralisierung der Magensäure. Dort verbinden sie sich mit der Magensäure wieder zu unserem bekannten Kochsalz. Während der saure Speisebrei also den direkten Weg über Magen und Zwölffingerdarm genommen hat, warten die Basen in der Bauchspeicheldrüse und in der Gallenblase darauf, dass der Speisebrei im Zwölffingerdarm ankommt. Erst dann werden die Gallensekrete abgegeben, was die Bauchspeicheldrüse wiederum dazu anregt, ihre Enzyme auszustoßen. Da beide stark basisch sind, wird nun der saure Speisebrei in einen weniger sauren Zustand übergeführt.

Das Bindegewebe – unsere Mülldeponie

Lange Zeit hat die Schulmedizin überhaupt das Problem einer »Übersäuerung« bestritten. Und natürlich auch, dass unser Bindegewebe darunter leidet. Seit aber immer häufiger auch anerkannte Ärzte wie etwa Dr. H.-W. Müller-Wohlfahrt von einer »Versulzung« unseres Bindegewebes durch Übersäuerung sprechen, scheint hier ein Umdenkprozess einzusetzen. Was aber ist das Bindegewebe, von dem so oft gesprochen wird? Einige bezeichnen es als ein Organ wie Herz, Lunge oder Niere mit dem Unterschied, dass es den ganzen Körper durchzieht und so die Billionen von Körperzellen miteinander verbindet.

Unser gesamter Stoffwechsel passiert die haarfeinen Filtersysteme unseres Bindegewebes. Denn keine einzige Organzelle unseres Körpers hat einen direkten Anschluss an eine Blutader. Die feinsten Verästelungen unserer Adern (Kapillare), die Nährstoffe und Sauerstoff heranschaffen, enden alle im Bindegewebe. Genauer gesagt in der Flüssigkeit zwischen den Zellen des Bindegewebes. Von dort aus schwimmen die Nährstoffe zu den Organzellen. Umgekehrt müssen auch die Abfallstoffe aus unseren Zellen durch das Bindegewebe zurück zu den Blutgefäßen oder zu unserem Abwassersystem, den Lymphkanälen.

Doch damit nicht genug. Dasselbe gilt auch für die gesamte Kommunikation in unserem Körper, die eigentlich auch eine Art von Transport ist, nämlich die Beförderung von Botschaften. Die bioelektrische Weiterleitung von Nervenimpulsen läuft über unser Bindegewebe. Dabei leitet Wasser eigentlich keinen Strom. Erst die kleinsten Partikel, die im Wasser aufgelöst sind – die Mineralsalze –, verleihen ihm diese Eigenschaft. Wegen dieser Funktion nennt man sie auch »Elektrolyte«. Eine korrekte Mineralsalzzusammensetzung in der Zwischenzellflüssigkeit ist also für eine störungsfreie Reizweiterleitung der Nervenimpulse notwendig.

Und nicht zuletzt steuert unser Bindegewebe das Gleichgewicht zwischen Säuren und Basen.

Säuren, die nicht sofort über die Lungen oder Nieren ausgeschieden werden können, müssen unschädlich gemacht werden. Dazu bedient sich unser Körper bei seinen Mineral-stofflagern: Fingernägel, Knochen, Haare, Zähne oder Sehnen. Das Ergebnis sind nur leider schwer ausscheidbare Salze

BINDEGEWEBE-TYPEN

Wenn wir uns die Größe und Bedeutung des Bindegewebes vergegenwärtigen, kann es nicht verwundern, dass das zusammenhängende und letztlich alles tragende Bindegewebe als »Grundsystem des Körpers« oder »System der Grundregulation« bezeichnet wird. Alle grundlegenden, für das Funktionieren unseres Körpers nötigen Aufgaben werden über dieses Gewebe durchgeführt und auch reguliert. Dabei ist es enorm wandlungsfähig.

Die Hauptbestandteile unseres Bindegewebes sind Zellen, die in Fasern und Wasser mit Nährstoffen eingebettet sind. Die meisten Fasern bestehen übrigens aus dem aus der Kosmetikindustrie bekannten Eiweißstoff »Kollagen«. Übersetzt heißt das bezeichnenderweise »leimbildend«. Noch wichtiger für Hautcremes und dergleichen dürfte der zweite Fasertyp, das »Elastin« sein.

Welche Funktionen das Bindegewebe in unserem Körper erfüllt, hängt stark von der Konsistenz ab:

→ Es kann locker mit vielen Zellen, Wasser und wenig Faseranteil sein wie zwischen Muskeln, Nerven und Organen.

→ Es kann sehr straff sein mit viel Faseranteil und fast ohne Wasser, wie etwa die Sehnen unserer Muskeln, unsere Stimmbänder oder die Gelenkkapseln unserer Kniegelenke.

→ Es kann »wabbeliges« Fettgewebe sein.

→ Es kann aber auch fester Knorpel bis hin zum harten Knochen fast ohne Wasser sein.

in unserem Bindegewebe, auch Schlacken genannt. Doch was geschieht, wenn das Bindegewebe bereits »voll« ist? Leicht einzusehen, dass ein Bindegewebe, das mit Schlacken aus der Neutralisation von Säuren »versulzt« ist, seine lebenswichtigen Aufgaben nurmehr eingeschränkt ausüben kann. Es gelangen nicht mehr genügend Nährstoffe und Sauerstoff in die Zellen, und andererseits können die Abfallstoffe nicht mehr abtransportiert werden. Das führt zu einem sauren Milieu und letztlich zu Säurekrankheiten. Das Heimtückische daran: Jahrelang kommt es »nur« zu mehr oder weniger unangenehmen Symptomen oder Befindlichkeitsstörungen wie Müdigkeit, Konzentrationsmangel oder Kopfschmerzen. Bis dann richtige Krankheiten ausbrechen. Und da das Bindegewebe alle Teile unseres Körpers betrifft, ist die Bandbreite der möglichen Krankheiten schier unbegrenzt. Das kann ein Bandscheibenvorfall, Allergien, Rheuma oder sogar ein Herzanfall sein.

Die Pflege des Bindegewebes ist also für jeden von uns eine der wichtigsten Säulen zur Aufrechterhaltung körperlichen Wohlergehens. Wer da bei ersten Anzeichen von Übersäuerung rechtzeitig gegensteuert, seine Lebensweise und Ernährung umstellt, kann viele Krankheiten vermeiden. Lesen Sie dazu ab Seite 93 »Essen Sie sich gesund« und ab Seite 195 »Bewegung und Entspannung«.

Das ABC
der Säurekrankheiten

Hinter vielen Krankheiten vermutet man auf den ersten Blick alles andere als eine Störung des Säure-Basen-Haushaltes. Neben den Erkrankungen von Organen, die direkt durch ein Zuviel an Säure oder einen Basenmangel betroffen sind, bringt die Übersäuerung unseres Bindegewebes im ganzen Körper Befindlichkeitsstörungen und Krankheiten aller Art hervor oder ist zumindest mitverantwortlich für eine erhöhte Krankheitsanfälligkeit.

Phasen der Erkrankung

Unser Körper muss ständig Abbauprodukte wie Säuren und Gifte aus dem täglichen Stoffwechsel und aus der Umwelt ausscheiden. Das erledigen Darm, Nieren, Lunge und Haut. Sind die überlastet oder stehen zu wenig Mineralstoffe (Basen) zur Verfügung, werden die sauren Stoffwechselschlacken und Gifte zuerst im Bindegewebe abgelagert. Was wir dann als Krankheiten erleben, ist meist der Versuch unseres Körpers, diese Stoffe wieder loszuwerden. Wenn der Körper zu schwach ist, die Depots voll sind oder wir ihn an der Ausscheidung hindern, lagert er die Schlacken in immer tieferen Schichten ab und es kommt zu chronischen Krankheiten.

❶ **Gelungene Ausscheidung** über Darm, Nieren, Haut, Lunge. Die Ausscheidungsorgane funktionieren optimal und der Körper hat genügend Mineralien (Basen), um die sauren Schlacken zu neutralisieren und auszuscheiden.

❷ **Versuch der Ausscheidung** über eine Entzündung der Gelenke, der Haut (Dermatosen), der Schleimhäute und über Fieber. Unser Körper versucht, die Ausscheidung über Durchfall, Fieber, Schwellung oder Infekte zu erreichen. Wenn die Ausscheidungsorgane gesund sind und genügend Mineralien vorhanden sind, um die Säuren zu binden, sind wir nach so einer Krankheit in der Regel gesünder als vorher.

❸ **Gescheiterter Ausscheidungsversuch und Ablagerung** in Form von Warzen, Leberflecken, Harnsäure (Gicht), Gallen- und Nierensteinen, Verhärtungen im Bindegewebe (Zellulitis). Der Körper versucht, mit diesen Ablagerungen wichtige Organe wie Herz und Blut zu schützen. Die Ablagerungen sind aber noch gutartig.

Bis zu diesem Punkt ist unser Körper noch in der Lage, sich selbst zu regulieren, die Störungen finden im Bindegewebe statt und noch nicht in der Zelle. Diese Krankheiten der Akutphasen sind meist noch heilbar. Danach entstehen schwer heilbare und chronische Krankheiten.

❹ **Phase der Zellerkrankung** mit Hautveränderungen, Diabetes, Geschwüren. Die Depots sind randvoll, unser Körper kann die Zellen nicht mehr ausreichend schützen. In dieser Phase werden die Krankheiten chronisch, weil die Ausscheidung der Säuren aus eigener Kraft nicht mehr gelingt. Von hier ist es nur noch ein kleiner Schritt zu schweren Erkrankungen.

❺ **Phase des Zelluntergangs:** Degeneration von Gewebe, Versteifung der Gelenke, Verhärtung von Organen, Herzinfarkt. Zellen sterben und die ersten Organe reagieren mit Funktionseinschränkung. Diese Vorgänge sind bereits lebensgefährlich. Die Ausscheidung und Körperregulation ist zunehmend blockiert.

❻ **Zellveränderung** in Form von Krebs. Sauerstoff- und Nährstoffversorgung sowie der Abtransport der Schlacken aus den Zellen ist schwer eingeschränkt. Es kommt zu ungehemmtem Zellwachstum.

Die Lanser Säure-Basen-Studie

Dr. Alex Witasek, Leiter des Instituts für Regenerationsforschung in Lans, untersuchte 1994 im Rahmen einer Entgiftungskur die Einflüsse von basischen Mineralsalzen auf den menschlichen Organismus. 30 Patienten bekamen täglich 3x5 Kapseln Basenpulver verabreicht. Eine Kontrollgruppe von 30 Patienten bekam 3x5 Placebos (Kapseln ohne Wirkung).

Die Auswertung der Laborergebnisse ergab vor allem eine positive Auswirkung von Basenpulver auf die Fließeigenschaft des Blutes. Fibrinogen, der Eiweißstoff, der die Blutgerinnung fördert, der rote Blutfarbstoff Hämoglobin und das Gesamteiweiß waren mit Basenpulver deutlich stärker gesenkt als ohne basische Mineralsalze.

→ Die deutliche Senkung der Fibrinogenkonzentration im Blutplasma bedeutet eine Vorbeugung gegen Bluthochdruck, koronare Herzkrankheiten mit Infarktrisiko und Hirnmangeldurchblutung mit Schlaganfall. Fibrinogen ist nicht nur ein Gerinnungsfaktor, sondern auch für die Zusammenballung der roten Blutkörperchen (Gerinnselbildung) verantwortlich. Dies beeinträchtigt stark die Durchblutungsintensität. Auch die Säurestarre der roten Blutkörperchen ist durch die erhöhte Konzentration des Fibrinogens verstärkt, sodass insgesamt ein erhöhter Blutdruck notwendig ist, um den Kreislauf aufrechtzuerhalten. Die Kombination von Hochdruck, Zusammenballung der roten Blutkörperchen (Gerinnselbildung) und Säurestarre der roten Blutkörperchen ist ein hoher Risikofaktor für Gewebe mit erhöhtem Sauerstoffbedarf wie etwa das Nervensystem und das Herz.

→ Gelenk-, Glieder- und Kreuzschmerzen, Kopfschmerzen und Muskelverspannungen besserten sich deutlich durch das Basenpulver. Verantwortlich dafür ist die Bekämpfung des Schmerzes, der durch Übersäuerung bei Mangeldurchblutungen und chronischen Entzündungen entsteht.

→ Der Serum-Cholesterinspiegel sank bei der Basenpulvergruppe deutlich stärker als bei der Placebogruppe, was auf eine Leberaktivierung zurückzuführen ist, da diese nur im basischen Milieu optimal ihre Funktionen erfüllen kann.

→ Die Blutsenkungsgeschwindigkeit verringerte sich bei Patienten ab 60 Jahren deutlich durch Basenpulver, was eine Verminderung der Entzündungsaktivität widerspiegelt.

Es ist bemerkenswert, dass trotz des hohen Anteils von Natrium im verwendeten Basenpulver der Natriumspiegel im Blut der Basenpulvergruppe deutlich erniedrigt wurde, während er bei der Placebogruppe sogar leicht anstieg. So konnte zusammen mit den Verbesserungen der Fließeigenschaften der Bluthochdruck durch die Basenkapseln deutlich gesenkt werden.

Müdigkeit, Erschöpfung, Schlafstörungen, Konzentrationsstörungen und verringerte Merkfähigkeit durch Stressanpassung werden durch die Einnahme von Basenpulver erfolgreich bekämpft. Kurkrisen mit Kopfschmerzen oder Migräne, Übelkeit, Schwindel, Erbrechen oder Muskelkrämpfen traten in der Basenpulvergruppe bei 30 % der Patienten und in der Placebogruppe bei 70 % der Patienten auf.

Zusammenfassend lässt sich sagen: Säuren im Organismus zu neutralisieren ist entscheidend für den Säure-Basen-Haushalt. Während einer Entgiftungskur tritt in den ersten Tagen in den meisten Fällen eine verstärkte Übersäuerung mit so genannten Entgiftungskrisen wie Übelkeit, Erbrechen, Kopfschmerzen, Muskelschmerzen, Schwindel und Müdigkeit auf. Durch Einnahme von Basenpulver konnten diese Krisen deutlich verringert werden. Eine Entgiftungskur sollte also immer von der Einnahme von Basenpulver begleitet werden.

Stadien der Übersäuerung

Es gibt verschiedene Stadien der Schwere einer Übersäuerung.

1. Grad: Idealzustand

Der Säure-Basen-Haushalt (Homöostase) ist im Gleichgewicht. Es gibt keinen Mangel an Pufferstoffen.

2. Grad: Latente Azidose oder versteckte Übersäuerung

In diesem Zustand befinden sich die meisten Menschen bei uns. Unsere Pufferreserven werden weniger, ohne dass sich der pH-Wert ändert, denn die Säuren können noch abgepuffert werden. Unsere Speicherdepots wie das Bindegewebe werden bereits mit Säuren gefüllt und die Basendepots bereits geleert. Die meisten fühlen sich bis auf kleine Beschwerden wie Kopfschmerzen, Müdigkeit, kalte Füße, Verstopfung, Kribbeln oder Allergien ganz gesund. Alle diese Anzeichen für Übersäuerung werden auf andere äußere Ursachen geschoben.

3. Grad: Akute Azidose oder vorübergehende Übersäuerung

Mit einer akuten Infektionskrankheit sind wir schnell in einer akuten Azidose. Fieber oder Entzündungen sorgen verstärkt für eine saure Stoffwechsellage. Unsere Ausscheidungsorgane arbeiten auf Hochtouren, um durch Entzündungen, Fieber, Erbrechen oder Durchfall Toxine auszuscheiden. Wenn genügend Basenreserven vorhanden sind, stellt sich das Gleichgewicht wieder ein.

4. Grad: Chronische Azidose oder chronische Übersäuerung

Hier finden wir die chronischen Krankheiten wie Rheuma,

Bronchitis, Asthma und Arthrosen. Die Basenreserven sind zunehmend erschöpft und erste Organveränderungen beginnen.

5. Grad: Lokale Azidose oder örtliche Übersäuerung

Durchblutungsstörungen durch die Säurestarre der roten Blutkörperchen, verminderte Fließfähigkeit des Blutes und Blutgerinnsel durch die Erhöhung des Fibrinogens können zu Herzinfarkt oder Schlaganfall führen. Aber auch Bandscheibenvorfall oder Abszesse gehören zu typischen Krankheitsbildern.

6. Grad: Säuretod

Die Säurekatastrophe hat viele Gesichter: tödlicher Gehirn- oder Herzinfarkt, Nierenversagen, Krebs oder Zuckerkoma.

So stellen Sie Ihre Übersäuerung fest

Viele unterschiedliche Symptome deuten auf eine Übersäuerung hin. Wir Menschen brauchen aber meist wissenschaftliche Beweise, um unser Verhalten zu verändern. Aber was misst man? Vielleicht das Blut? Was so nahe liegt, hat leider nicht viel Sinn. Denn zum einen schwankt der pH-Wert unseres Blutes laufend, wenn auch nur in ganz kleinem Rahmen zwischen 7,35 und 7,45. Noch wichtiger: Was unsere Beschwerden hervorruft, ist nicht unser übersäuertes Blut, sondern vielmehr die ständige Verminderung der Pufferkapazitäten. Die führt nämlich zu einer latenten Azidose. Allerdings lassen sich trotzdem aus dem Blut Messwerte gewinnen, die eine latente Azidose belegen. Dieser Bluttest nach Jörgensen muss allerdings in der Arztpraxis durchgeführt werden.

Urinprobe – der einfache Test

Die zweite Möglichkeit ist, die Säure dort festzustellen, wo sie ausgeschieden wird: im Urin. Das ist grundsätzlich möglich. Nur: Eine einzige Urinprobe hat da keine wirkliche Aussagekraft. Ist unser Urin sauer, kann einerseits eine Übersäuerung vorherrschen, es kann aber auch sein, dass unser Körper noch fähig ist, sich der überschüssigen Säuren über die Nieren zu entledigen. Zum anderen zeigt der Urin eines gesunden Menschen über den Tag gemessen ganz unterschiedliche

»SAURE« KRANKHEITSSYMPTOME

Die unterschiedlichsten Krankheiten können ihre Ursachen in einer chronischen Übersäuerung haben. Und davon sind alle Teile unseres Organismus betroffen.

Kopfbereich: Kopfschmerz ohne ersichtliche Ursache, Entzündungen der Stirn- und Nasennebenhöhlen, allergische Reaktionen, Karies, Ohrgeräusche, Schwindel.

Brustbereich: Atemwegserkrankungen, Herzdruck ohne EKG-Befund, Herzrhythmusstörungen.

Bauchbereich: Sodbrennen, Magenschmerzen, Magenkrämpfe, Magengeschwür, Gallen-, Nieren- und Blasensteine, Reizblase, Schwangerschaftsübelkeit.

Wirbelsäule und Gelenke: Osteoporose, langsame Knochenbruchheilung, Weichteilrheuma, Arthrosen, Bandscheibenschäden. Haut: Akne, Allergien, Neurodermitis, Schweißgeruch, trockene Haut, entzündete Haut, Pilzerkrankung.

Nervensystem: Antriebsschwäche, chronische Müdigkeit, Schlaflosigkeit, Energielosigkeit, depressive Verstimmung, Neuralgien.

pH-Werte. Schon 1953 beschrieb einer der Pioniere auf dem Gebiet des Säure-Basen-Haushalts ein Verfahren, das Rückschlüsse auf die vorhandenen Pufferkapazitäten erlaubt (→ Seite 60 »Der Urintest nach Sander«). Nachteil: Sie müssen die Proben in ein Labor einschicken. Aber es geht einfacher. Mit einem einfachen Lackmuspapier aus der Apotheke können Sie ganz ohne Arzt und Labor den Säuregehalt Ihres Urins messen und daraus Rückschlüsse auf Ihren persönlichen Übersäuerungsgrad ziehen.

So testen Sie selbst Ihren Urin

Die Säureausscheidung über die Nieren unterliegt einem bestimmten Rhythmus, der hauptsächlich vom 24 Stunden-Rhythmus unserer Leber bestimmt wird. Deshalb ist eine einzige Messung des Urins wenig aussagekräftig.

Neben der Grundversorgung an basischen Pufferreserven, die dafür sorgen, dass unser Blut-pH-Wert stabil bleibt, kommt es abhängig von der Tageszeit und den Mahlzeiten zu so genannten Basenfluten. Jede Mahlzeit regt die Produktion von Magensaft, aber auch von Natriumbikarbonat an, das dann die erwähnte Basenflut verursacht. Im Blut fällt sie nicht weiter auf, da dort die Basenreserven gleichmäßig gehalten werden. Wohl aber kann unser Harn einen deutlich basischen pH-Wert annehmen. Morgens nach dem Aufstehen, wenn die letzte Mahlzeit lange zurückliegt, ist Ebbe in unserem Basenmeer, und unser Urin wird deutlich sauer sein. Deshalb wird man mit einer Urinmessung wenig Aufschluss über seinen Übersäuerungszustand erhalten.

Vielmehr müssen Sie Ihre persönliche Harnsäurebestimmung mit insgesamt fünf Messungen dem biologischen Tagesrhythmus anpassen. Besorgen Sie sich dazu Teststreifen aus der Apotheke mit einem Bereich von pH 5,0 bis pH 8,0 und halten Sie diese Indikatorpapierchen direkt in den Urinstrahl. Anhand der Verfärbung lesen Sie den Säuregehalt Ihres Urins ab und tragen den Wert in ein Diagramm ein.

Probe 6 Uhr morgens

Dieser erste Urin des Tages wird beim Gesunden sauer sein, denn erstens fehlen mangels Nahrung die Basenfluten, und zweitens werden die nachts angefallenen Säuren ausgeschieden. Der Harn kann dabei pH-Werte zwischen 5,0 und 7,0 annehmen. Der Teststreifen färbt sich normalerweise gelblich. Es ist also ganz normal, dass der Urin morgens sauer ist.

Probe 9 Uhr morgens

Zwei bis drei Stunden nach dem Frühstück fällt diese zweite Probe durch die Basenflut nach dem Frühstück neutral bis leicht basisch aus. Der Wert pH-Wert sollte zwischen 7,0 und 8,0 liegen.

Probe 12 Uhr mittags

Diese Probe müssen Sie kurz vor dem Mittagessen nehmen. Die Basenfluten des Frühstücks sind weitestgehend abgebaut. Salzsäure und Natriumbikarbonat haben sich im Zwölffingerdarm wieder neutralisiert, der Rest an Basen hat die Basenreserven unseres Blutes aufgefüllt, das Bindegewebe von Säureresten freigespült oder wurde mit dem Harn ausgeschieden. Dazu kommt, dass unser normaler Stoffwechsel bis dahin neue Säuren produziert hat. Der pH-Wert unseres Harns sollte also leicht sauer bis neutral zwischen 7,0 und 7,5 liegen.

Probe 15 Uhr nachmittags

Noch unter der Einwirkung der mittäglichen Basenflut sollte unser Urin-pH-Wert einen deutlichen Sprung ins Basische machen. Die pH-Werte liegen bei gesundem Säure-Basen-Haushalt zwischen 7,5 und 8,5.

Probe 18 Uhr abends

Vor dem Abendessen zeigt sich wieder ein Säureüberschuss. Die letzte Basenflut ist Stunden zurück, und unser normaler Stoffwechsel hat neue Säuren produziert, was keinesfalls als Übersäuerung zu werten ist. Wer jetzt genügend Basenreserven hat, dessen Urin wird nur leicht im sauren Bereich landen. PH-Wertezwischen 7,0 und 8,0 sind normal.

Haben Sie keine Angst, wenn die Werte etwas darüber oder darunter liegen. Wichtig ist erst einmal, dass sich der pH-Wert »bewegt« und nicht über den ganzen Tag im sauren Bereich bleibt.

Interpretation des Kurvenverlaufes

Die Tageskurve, die sich durch die fünf Harnproben ergibt, hat bei einem gesunden Menschen einen typischen Zick-Zack-Verlauf. Es geht also nicht darum, den Urin kontinuierlich basisch zu halten, denn gerade der Rhythmus zwischen basisch und sauer zeichnet einen gesunden Säure-Basen-Haushalt aus! Versuchen Sie also nicht, durch übermäßige Basenzufuhr im basischen Bereich zu bleiben.

Die Kurve von Zuckerkranken ist häufig eine Gerade im sauren Bereich. Ebenso Kurven, die unbeeindruckt von den Basenfluten, die durch die Mahlzeiten ausgelöst werden, sich kaum aus der »Säuregeraden« bewegen und erst abends wieder einen normalen Säurepegel erreichen, deuten auf eine saure Stoffwechsellage hin.

Wer über mehrere Tage gemessen häufig unter oder über der angegebenen Schwankungsbreite liegt, kann sich mit einer einfachen Probe zusätzlich Klarheit verschaffen: Trinken Sie morgens auf nüchternen Magen 3g Natriumbikarbonat oder 4 Tabletten Bullrichsalz, in einem Glas warmem Wasser aufgelöst. Das Frühstück müssen Sie an diesem Tag ausfal-

DER URINTEST NACH SANDER

Ein Pionier auf dem Gebiet des Säure-Basen-Stoffwechsels war Friedrich Sander, der schon 1953 eine diagnostische Methode zur Erfassung des Säure-Basen-Haushaltes beschrieb. Grundlage war die Erkenntnis, dass zu verschiedenen Tageszeiten hauptsächlich abhängig vom Leberrhythmus (→ Seite 61) auch unterschiedliche Mengen an Säuren und Basen mit dem Harn ausgeschieden werden.

Die logische Konsequenz: Die Pufferkapazität des Harns wird anhand eines Tagesprofils bestimmt. Das erfordert Urinproben um 6.00 Uhr, 9.00 Uhr, 12.00 Uhr, 15.00 Uhr und 18.00 Uhr.

Ein Labor bestimmt zunächst den pH-Wert der Proben. Danach werden mit basischem Natriumbikarbonat (NaOH) und saurer Salzsäure (HCl) die Messzahlen für die Pufferkapazitäten (Aziditätsquotient = AQ-Werte) im sauren und basischen Bereich bestimmt und in Form eines Tagesprofils dargestellt. Daraus berechnet sich dann ein Index als Maß für die gesamte Pufferkapazität des Harns. Die Methode nach Sander ermittelt also nicht nur die pH-Werte, sondern auch die noch vorhandenen Pufferkapazitäten.

len lassen. 2 bis 3 Stunden später messen Sie mit einem Indikatorpapier aus der Apotheke Ihren Harn. Er sollte dann basisch sein. Ist das nicht der Fall, so ist eine Störung Ihrer Säure-Basen-Bilanz sehr wahrscheinlich und Sie sollten sich ärztlich untersuchen lassen. Eine entsäuernde Therapie ist dann dringend angesagt.

Die Leber – unser Alchimist

Die Leber ist das Hauptorgan für den Stoffwechsel im Körper, der »Alchimist im Bauche«, das sagte schon Paracelsus. Wie wichtig sie für uns ist, zeigt, dass die Natur gegen ihre vorzeitige Zerstörung zwei Methoden einsetzt: Erstens ist das Lebergewebe eigentlich über die physiologisch notwendige Größe hinaus überdimensioniert, und zweitens ist die Leber außerordentlich regenerationsfähig. Heilbare Leberleiden können sich in einer Woche deutlich bessern und in einem Monat ausheilen. Dazu gehört allerdings nicht die fortgeschrittene Leberzirrhose.

Die Leber gibt den Takt vor

Der Rhythmus unserer Mahlzeiten richtet sich nicht zufällig nach der Leber. Schon länger weiß man, dass unsere Leber zwischen 6 Uhr morgens und 18 Uhr Abfallprodukte unseres Stoffwechsels, etwa durch Basen neutralisierte Säuren, speichert, um sie dann in der Nacht zu entsorgen. In dieser Zeit stellt sie uns auch den für die Verdauung so wichtigen Gallensaft zur Verfügung. Der Höhepunkt der Leberaktivität liegt dann in der Mittagszeit so gegen 14 Uhr. Mahlzeiten zur rechten Zeit – geregelte Mahlzeiten eben – haben also durchaus ihren Sinn.

Säurekrankheiten von A–Z

Etliche Krankheitsbilder zeigen, dass eine Übersäuerung des Körpers eine oft nicht unwichtige Rolle spielt. Im komplizierten Zusammenspiel der Organe und Körperfunktionen kann es entscheidend sein, einer Übersäuerung entgegenzuwirken bzw. Säuren und Basen in der richtigen Balance zu halten.

Allergien

Kaum eine andere Krankheit hat so hohe Zuwachsraten wie die Allergien. Kein Wunder, denn die Zunahme läuft parallel mit der Verbreitung von Chemikalien in unserer Umwelt. Von den weltweit etwa 10 Millionen registrierten Chemikalien kommen wir täglich mit 60.000 bis 80.000 in Kontakt! Die Möglichkeiten, allergisch zu reagieren, sind also unendlich. Es wird vermutet, dass heute bereits jeder Zweite unter allergischen Symptomen leidet, meist ohne es zu wissen. Dabei kann unser Körper auf alle Stoffe sofort oder bis zu 24 Stunden verzögert allergisch reagieren, mit denen er über die Haut und die Schleimhaut (Darm und Bronchien) in Verbindung kommt. Jedes Mal, wenn eine Zelle unseres Immunsystems im Blut oder in verschiedenen Körpergeweben auf einen körperfremden Stoff trifft, löst sie eine Kettenreaktion aus, an deren Ende die allergischen Symptome stehen. Diese Reaktion auf eigentlich unschädliche Substanzen kann angeboren, aber auch erworben werden.

Bei fast jedem Allergiker zeigt sich eine erhöhte Einlagerung von Stoffwechselgiften und Säuren im Körper. Der genaue Zusammenhang ist allerdings noch nicht geklärt. Zusätzlich entgleist bei ständig übersäuertem Bindegewebe unser Immunsystem.

Auch noch ein anderer interessanter Mechanismus legt eine Verbindung zwischen Allergie und Übersäuerung nahe. So werden bei einem Kalziummangel große Mengen Histamin ausgeschüttet. Dieses Gewebshormon regt die Belegzellen unseres Magens dazu an, durch Kochsalzspaltung Natriumbikarbonat zu bilden. Dabei muss man wissen, dass Histamin auch eine Mittlersubstanz ist, die bei Allergien Rötungen, Schwellungen und juckende Quaddeln auf der Haut hervorruft.

Antriebsschwäche

Patienten, die schon während einer Entsäuerungstherapie eine deutliche Aufhellung erfahren, sind keine Seltenheit. Das ist einfach erklärbar, regt doch eine saure Stoffwechsellage den Sympathikus unseres vegetativen Nervensystems an. Das bedeutet: Stresshormone werden ohne Grund ausgeschüttet. Dieser »unbewältigbare« Stress führt auf Dauer neben Antriebschwäche und ständiger Müdigkeit auch zu einer Schwächung unseres Immunsystems mit all seinen resultierenden Erkrankungen. Auch ganz neue Krankheitsbilder wie das chronische Müdigkeitssyndrom (CFS – chronic fatigue syndrome) entstehen dem bekannten österreichischen Arzt Dr. Pischinger zufolge aus einer Störung von Kreisläufen in unserem Körper, etwa hervorgerufen durch eine Verschlackung unseres Bindegewebes.

Neben der direkten Beeinflussung unseres vegetativen Nervensystems führt auch der Raubbau unserer Mineralstoffreserven durch die ständige Neutralisation schädlicher Säuren zu ähnlichen Krankheitssymptomen.

Arthritis

Wenn bei dieser Gelenkentzündung nicht Verletzungen wie Verstauchungen oder Prellungen die Ursachen sind, ist häufig eine Störung im Säurehaushalt der Auslöser.

Die rheumatoide Arthritis ist die häufigste rheumatische Erkrankung und betrifft etwa 0,5 % der Bevölkerung, Frauen häufiger als Männer. Typische Symptome sind nächtliche und morgendliche meist symmetrische Schmerzen der Fingergelenke und Morgensteifigkeit dieser Gelenke, die über 15 Minuten anhält. Danach kommt es zum Befall weiterer Gelenke, zu Gelenksverformungen und seltener zu Organbeteiligungen (Augen, Speichel- und Tränendrüsen, Haut, Herz, Lunge).

Die Ursachen dieser auch Polyarthritis genannten Krankheit sind noch nicht vollständig geklärt. Jüngste Forschungen verstärken aber den Verdacht, dass sie mit Steuerungsfehlern in unserem Immunsystem zusammenhängen könnte.

Die Übersäuerung in unserem Bindegewebe lässt das Immunsystem aus dem Ruder laufen. Es greift seinen eigenen Körper an, und die Fresszellen, die Makrophagen, werden der entzündlichen Herde nicht mehr Herr. Bei Rheumatikern sind die Angriffspunkte dieser wild gewordenen Immunabwehr die Gelenkkapseln, bei Multiple-Sklerose-Kranken die Myelinscheide und bei Herzinfarktpatienten die Koronararterie.

Basenreiche Ernährung, Bewegung, aber auch hoch dosierte Enzyme und Antioxidantien wie Vitamin C beugen diesen Krankheiten vor.

Arthrose

Ausgangspunkt jeder Arthrose ist ein Knorpelschaden, dessen Ursache eine Fehlstellung oder Fehlform des Gelenks sein kann, aber auch Unfälle, Überbelastung oder Stoffwechselerkrankungen. Grundsätzlich kann die Arthrose an allen 200 Gelenken des Menschen auftreten. Der Gelenkknorpel ist eine Art Schwamm, der sich bei Entlastung mit der Gelenkflüssigkeit (Gelenkschmiere) vollsaugt. Diese Flüssigkeit ernährt den Knorpel auch, da er nicht durchblutet ist und nicht wie anderes Körpergewebe durch das Blut versorgt wird. Bei Belastung wird die Flüssigkeit nun wieder herausgepresst und trennt so die Gelenkteile durch einen Gleitfilm voneinander. Dieser Schmiermechanismus hat in der Jugend noch eine fünfmal bessere Gleiteigenschaft als Eis. Das ist im Alter leider nicht mehr so. Zusammen mit der Festigkeit unseres ehemals elastischen Gelenkknorpels nimmt sie ab. Zudem verlieren wir zwischen 40 und 70 Jahren nahezu 40 % unserer stützenden Muskelmasse. Unsere weniger festen Gelenke werden also auch noch mehr belastet.

Bei der Arthrose hat sich nun durch Übersäuerung eine Veränderung des Bindegewebes eingestellt. Es kann weniger Wasser binden, und daraus folgt ein Verlust der Elastizität. Zudem wird die Gelenkflüssigkeit (Synovia) verändert. Die Bindegewebsveränderung zieht irgendwann eine Funktionsbeeinträchtigung der Knorpel, Sehnen und Bänder nach sich. Bei der Ausbildung einer Arthrose sind die oberflächlichen Knorpelzellen geschädigt. Es kommt in der Folge zu einer Aufrauung der Knorpeloberfläche und somit zu einer erhöhten Reibung. Ein so degenerierter Knorpel kann nicht wiederhergestellt werden. Durch Entsäuerung lässt sich jedoch ein Fortschreiten des Knorpelabriebs zumindest verlangsamen.

Asthma bronchiale

Asthma ist eine anfallsartige Atemnot, hervorgerufen durch eine Verengung der Atemwege, etwa auf Grund von entzündlichen Vorgängen in unseren Bronchien. Es gibt verschiedenste Formen von Asthma, grob wird jedoch zwischen allergischem und nichtallergischem Asthma unterschieden. Bei beiden spielt auch die Übersäuerung unseres Körpers eine nicht unwichtige Rolle. Die allergische Variante setzt das Gewebshormon Histamin frei, das Verkrampfungen in den Bronchien zur Folge hat. Aber auch die nichtallergische Asthma-Variante wird durch eine saure Stoffwechsellage begünstigt.

Bandscheibenbeschwerden

Unsere Bandscheiben sind wie Zwiebeln aus mehreren Schalen aus verschiedenen kollagenen Fasern aufgebaut. In jungen Jahren sind sie noch weiß und fast durchsichtig. Mit fortschreitendem Alter trocknen sie aus und verlieren zunehmend an Elastizität. Um die hohen Belastungen auf Dauer auszuhalten, müssen sie sich immer wieder erneuern. Dabei brauchen sie ständig Bewegung.

Bei andauernd großen Belastungen werden die Faserringe langsam spröder. Kommt es dann zu einem Bandscheibenvorfall, tritt die breitgequetschte Bandscheibe zwischen den Wirbeln aus und kann auf eine Nervenwurzel drücken. Jüngste Forschungen zeigen, dass sich das Innere einer Bandscheibe durchaus regenerieren kann. Gezielte Bewegung, Sauerstoff, Vitamin C und Zink regen den Stoffwechsel in den betroffenen Stellen des Bindegewebes wieder an und fördern eine

Regeneration der Fasern. Wichtig dabei ist jedoch auch eine Entsäuerung und damit Entschlackung des Bindegewebes, denn Säureschlacken beschleunigen den Elastizitätsverlust der Bandscheiben.

Bindegewebsschwäche

Unser Bindegewebe wird bei einer latenten Azidose fortwährend in Mitleidenschaft gezogen. Denn bei abnehmender Pufferkapazität wird die in den Zellen gebildete Säure im Bindegewebe gespeichert. Das kollagene Bindegewebe besteht aus so genannten Proteoglycanen, deren Glucosaminoglycan-Anteil durch zahlreiche Sulfatreste stark geladen ist. Werden diese Ladungen durch die H+-Protonen der Säuren neutralisiert, nimmt die Wasserbindungskapazität der Proteoglycane stark ab. Die Folge ist ein Elastizitätsverlust, der die Funktion von Knorpelgewebe, Sehnen und Bändern negativ beeinflusst.

Bindehautentzündung

Entzündung der Augenbindehaut, die mit starkem Juckreiz, geröteten und brennenden Augen, geschwollenen Augenlidern und Tränenfluss einhergeht, kann die Folge einer Allergie sein. Dabei werden Histamin und andere entzündungsfördernde Stoffe freigesetzt, die Augenbeschwerden hervorrufen. Dazu ist noch zu sagen, dass ein übersäuerter Körper vermehrt zu Entzündungen neigt, da durch die dauernde Anregung des Sympathikus unser Immunsystem aktiviert wird.

Bluthochdruck (Hypertonie)

Bluthochdruck ist eine heimtückische Krankheit. Sieben Millionen Menschen leiden hierzulande daran, und die Hälfte davon merkt es nicht einmal. Das ist nicht weiter erstaunlich, da einerseits die meisten ihren Blutdruck nicht regelmäßig kontrollieren lassen und diese Krankheit andererseits oftmals keine Symptome zeigt. Nur in seltenen und schwerwiegenden Fällen klagen Betroffene über Kopfschmerzen, Schwindel, Herzbeschwerden, Sehstörungen oder Ohrensausen. Und welcher Mann denkt schon bei Erektions- und Orgasmusstörungen an zu hohen Blutdruck. Aber auch hier ist er beteiligt.

Beschwerdelosigkeit heißt aber im Falle von Bluthochdruck nicht Ungefährlichkeit. Ganz im Gegenteil. Unbehandelter Bluthochdruck ist eine ernsthafte Bedrohung für die Gesundheit. Er führt zu Verhärtung, Verdickung und Beschädigung der Arterienwände und begünstigt damit die Entstehung von Arteriosklerose. Arterien, die ständig zu hohem Druck ausgesetzt sind, können platzen und Blutungen verursachen, die besonders im Bereich des Gehirns ernsthafte oder sogar tödliche Folgen haben können. Außerdem muss das Herz durch den erhöhten Widerstand des Blutflusses ständig eine zusätzliche Leistung erbringen. Längerfristig kann es zu Herzinsuffizienz kommen. Schließlich kann während mehrerer Jahre unbehandelter Bluthochdruck auch Augen und Nieren schädigen.

In den meisten Fällen sind die Ursachen des Bluthochdrucks nicht ganz geklärt. Meistens führen verschiedene Faktoren zu einem krankhaft erhöhten Blutdruck: Übergewicht, übermäßiger Konsum von Salz oder Alkohol, Bewegungsmangel, Rauchen, Stress, bestimmte Medikamente und Vererbung. Meist vergessen wird, dass auch eine saure Stoffwechsellage dem Bluthochdruck den Weg ebnen kann.

Cholesterin

Cholesterin gehört zu den Nahrungsfetten. Wir nehmen es mit der Nahrung auf, produzieren es aber auch in unserer Leber. Es ist ein wichtiger Bestandteil der Zellmembranen, aber auch die Vorstufe der Gallensäuren und der Geschlechtshormone Androgene und Östrogene und der Hormone der Nebennierenrinde Cortisol und Aldosteron.

Wenn wir genügend Sonne abbekommen, kann unser Körper aus Cholesterin die Vorstufe für Vitamin D bilden. Wegen seiner schlechten Wasserlöslichkeit wird Cholesterin im Blut an Eiweiß gebunden und so transportiert. Dieses Transport-Cholesterin heißt HDL (»gutes« Cholesterin) beziehungsweise LDL (»böses« Cholesterin). Nur ein geringer Teil Cholesterin kommt als freies Cholesterin im Blut vor. Steigt die Menge an Cholesterin im Blut, kann es zu gefährlichen Fettablagerungen an der Gefäßwand kommen.

Die Lans-Studie (→ Seite 51) hat eindeutig ergeben, dass bei Einnahme von Basenpräparaten die Blutfettwerte sanken. Über die genaue Wirkung der Basen auf die Blutfette liegen keine eindeutigen Erkenntnisse vor, man geht jedoch davon aus, dass in erster Linie eine Regeneration der Leber durch die Basenzufuhr dafür verantwortlich ist.

Depressive Verstimmungen

Wer denkt schon bei einer Gemütsbelastung an eine Übersäuerung? Und doch sind depressive Verstimmungen, mangelnde Lebensfreude, Traurigkeit, trübe Gedanken, aber auch Überempfindlichkeit nicht selten auf eine Störung unseres Säure-Basen-Haushaltes zurückzuführen. Es hat sich gezeigt, dass leichtere depressive Verstimmungen, hervorgerufen durch die pausenlose Aktivierung des Sympathikus unseres vegetativen Nervensystems, schon durch eine Entsäuerungsbehandlung wieder verschwanden. Dazu kommt, dass wer ständig deprimiert ist und negativen Gedanken nachhängt, sein Immunsystem schwächt und so zusätzlich ein »saures Milieu« schafft – ein Teufelskreis also.

Diabetes mellitus

Diabetes mellitus ist eine Störung im Zuckerstoffwechsel mit der Folge zu hoher Blutzuckerwerte. Diabetes Typ II wird meistens erst ab dem 40. Lebensjahr festgestellt. Süßigkeiten, Fastfood, Übergewicht und wenig Bewegung führen jedoch dazu, dass immer mehr Jugendliche schon unter Vorstufen dieser Insulinmangelkrankheit leiden. Der schnelle, eigentlich von Mutter Natur als Notfall gedachte Energieschub führt zu einem raschen Anstieg des Blutzuckerspiegels und damit automatisch zu einer verstärkten Insulinausschüttung aus der Bauchspeicheldrüse. Das ist nämlich das Signal dafür, dass der Zucker in Zellen geschleust werden soll, um dort verstoffwechselt zu werden. Danach fällt der Blutzuckerspiegel schnell wieder ab und damit auch die Insulinproduktion. So sieht der gesunde Normalfall aus. Wird jetzt aber Zucker in großen Mengen konsumiert, kommen die Zellen mit der Verbrennung nicht mehr nach. Der Zucker bleibt also im Blut, und die Bauchspeicheldrüse muss weiterhin Insulin produzieren, um die Zellen weiter zu animieren, den Zucker zu verbrennen. Irgendwann ist auch sie erschöpft, und es entsteht die Insulinmangelkrankheit Diabetes mellitus. Schätzungsweise jeder zehnte Mensch in den Industrienationen wird in seinem Leben an Typ-II-Diabetes erkranken. Im Gegensatz zum Typ 1 produziert die Bauchspeicheldrüse bei Patienten des Typs II (rund 90 % der Diabetiker) zwar Insulin, der Körper ist jedoch nicht in der Lage, es wirksam umzusetzen.

Der Diabetes Typ 1 beginnt überwiegend mit heftigen Symptomen wie extremem Durst und entsprechend großer Urinausscheidung, Mattigkeit, manchmal auch Krankheitsgefühl und Gewichtsverlust trotz Heißhunger. Bei Kindern können schwere Krankheitszeichen mit Bauchschmerzen und Bewusstseinstrübung erste Symptome sein.

Beim Fehlen von Insulin ist auch die Fettverbrennung unvollständig und so genannte Ketonkörper fallen an. Dies kann zur Übersäuerung des Blutes führen, zur so genannten Ketoazidose, und später bei steigendem Blutzuckerwert sogar zum Koma (hyperglykämisches oder diabetisches Koma).

Durchblutungsstörungen

Durchblutungsstörungen können die Ursache vieler Erkrankungen sein, denn wenn unser Blut die nötigen Nährstoffe und Sauerstoff nur noch unvollständig oder überhaupt nicht mehr an alle Zellen unseres Organismus bringen kann, können die Folgen fatal sein. Leichte Befindlichkeitsstörungen wie Kribbeln in den Fingern, kalte Gliedmaßen oder vorübergehende Taubheit sind nicht selten erste Vorboten von Raucherbein oder Schlaganfall.

Die Lans-Studie (→ Seite 51) zeigte auch hier die positiven Auswirkungen von Basenpulver auf die Fließeigenschaft unseres Blutes. Fibrinogen, der Eiweißstoff, der die Blutgerinnung fördert, der rote Blutfarbstoff Hämoglobin und das Gesamteiweiß waren mit Basenpulver deutlich stärker gesenkt als ohne basische Mineralsalze. Fibrinogen ist nicht nur ein Gerinnungsfaktor, sondern unter anderem auch für die Zusammenballung der roten Blutkörperchen (Gerinnselbildung) verantwortlich. Auch erhöht die größere Fibrinogenkonzentration die Säurestarre der Blutkörperchen, sodass insgesamt auch ein erhöhter Blutdruck notwendig ist, um den Kreislauf aufrechtzuerhalten.

Ekzeme

Ekzem ist ein Sammelbegriff für entzündliche Hautveränderungen mit Schwellungen, Rötungen, Bläschen- oder Knötchenbildung, Schuppen, Nässen und oft starkem Juckreiz. Man unterscheidet zwischen exogenem Ekzem, das durch äußere Einflüsse hervorgerufen wird, und endogenem Ekzem, das organisch bedingt ist. Die tatsächlichen Ursachen eines endogenen Ekzems, der Neurodermitis, bleiben meistens im Dunkeln. Besonders Ekzeme jedoch, die allergisch bedingt sind, werden von einem übersäuerten Organismus mit einem entgleisten Immunsystem gefördert.

Erschöpfung

Ein durch Übersäuerung dauernd angeregter Sympathikus führt zwangsläufig zu Erschöpfung und abfallender Leistungsfähigkeit. Kein Wunder auch, dass neue Zivilisationskrankheiten wie etwa das durch Dauerstress hervorgerufene Erschöpfungssyndrom (CFS – chronic fatigue syndrome) mit Störungen unseres Immunsystems und Müdigkeit einhergehen. Denn Dauerstress ist einer der großen Säureproduzenten.

Fieber

Fieber ist keine Krankheit, sondern eine wichtige Abwehr-reaktion unseres Körpers zur Selbstheilung. Sie mit chemi-schen Medikamenten oder Gewaltkuren zu unterbinden heißt, unserem inneren Arzt ins Handwerk pfuschen. Durch die Erhöhung der Körpertemperatur vernichtet der Körper die Krankheitskeime und fördert die Immunabwehr. Wenn allerdings das Fieber auf über 40 °C steigt, besteht der Ver-dacht auf eine Lungenentzündung. Hier ist sofort ärztliche Hilfe notwendig. Für Fieber gibt es viele Ursachen. Über ei-nen längeren Zeitraum erhöhte Temperatur ohne ersichtli-chen Grund kann auf ein durch Säure gereiztes vegetatives Nervensystem hinweisen.

Gallensteine

Gallensteine sind die häufigste Erkrankung der Gallenblase. Fast alle Krankheiten der Gallenwege nehmen ihren Ausgang von Gallensteinen. In den westlichen Industrieländern ent-wickeln 10 bis 15 % der Erwachsenen zum Großteil unbemerkt Gallensteine. Das typische Symptom des Gallensteinleidens ist die Gallenkolik, die sich in einem heftigen rechtsseitigen Oberbauchschmerz äußert und von Übelkeit begleitet sein kann. Gallensteine bestehen zu über 70 % aus Cholesterin, sind gelb und können Kirschgröße erreichen.

Unsere Gallenblase ist ein birnenförmiger Sack, der die Leber mit dem Zwölffingerdarm verbindet. In der Leber wird täglich etwa ein Liter gelbe Lebergalle gebildet, die in der Gallenblase gespeichert wird. Bei der Entstehung von Cho-lesterinsteinen wirken verschiedene Faktoren zusammen.

Eine wichtige Voraussetzung ist die Übersättigung der Gallenflüssigkeit mit Cholesterin, das dann ausfällt. Damit das nicht passiert, benötigt die Gallenblase ausreichend basisches Natriumbikarbonat aus dem Magen.

Gastritis

Unter Gastritis versteht man eine akute oder chronische Entzündung der Magenschleimhaut. Dabei handelt es sich um zwei eigenständige Krankheitsbilder mit unterschiedlichen Ursachen und unterschiedlichem Verlauf. Die Beschwerdebilder sind Übelkeit, Erbrechen, Appetitlosigkeit, Druck oder Schmerzen in der Magengegend.

Da die Magensäure durch Nahrung gebunden wird und dadurch an Aggressivität verliert, treten Probleme in der Regel erst zwei Stunden nach dem Essen und nachts auf. Zur genauen Diagnose ist oft eine endoskopische Untersuchung des Magens (Magenspiegelung) mit Gewebsentnahme notwendig.

Bei der Entstehung der meisten akuten Schleimhautentzündungen spielt die Magensäure eine entscheidende Rolle. Magensäure ist eine sehr starke Säure, deswegen ist unsere Magenwand mit einer alkalischen Schutzschicht aus Schleim, Bikarbonat und schützenden Stoffen wie den Prostaglandinen ausgekleidet. Wird jetzt zu viel Säure von den Belegzellen unseres Magens produziert, greift die starke Säure die schützende Schleimhaut an.

Die Folge sind Magenbeschwerden und Entzündungen. Werden die Magenschleimhäute dabei zerstört und die Magenwand angegriffen, können sich Magengeschwüre bilden.

Gicht

Die Anlage zur Gicht wird vererbt, es liegt ein angeborener Fehler im Harnsäurestoffwechsel vor. Das heißt aber noch lange nicht, dass man sie auch bekommen muss. Bei entsprechender Veranlagung führen meist erst Übergewicht, eiweißreiche Ernährung oder zu viel Alkohol zum Ausbruch dieser Stoffwechselerkrankung. Dabei verursacht die vermehrte Ansammlung von Harnsäurekristallen im Gewebe und vor allem in den Gelenken akute und schmerzhafte Entzündungen und Beschwerden.

Harnsäure ist eine schwache organische Säure, die unter anderem entsteht, wenn wir zu viel Fleisch essen. Die dort in besonders hohen Konzentrationen vorhandenen Purine führen beim Abbau zu großen Mengen Harnsäure. Normalerweise wird diese durch die Nieren ausgeschieden. Ist dieser Stoffwechsel gestört, weil zu viel Harnsäure gebildet oder im Körper zurückgehalten wird, steigt der Harnsäuregehalt des Blutes an, und es kommt zu den bekannten Ablagerungen von Harnsäurekristallen in den Gelenken.

Das geschieht bevorzugt in den schlechter durchbluteten und dauernd belasteten Kleingelenken wie Großzeh- oder Daumengrundgelenk. Aber auch Knie-, Hüft- und Schultergelenke, Wirbelsäule und sogar Sehnenscheiden können sich durch Harnsäureablagerungen entzünden. Als Folge der Gicht kann es sogar zu Störungen der Nierenfunktion sowie zu Nierensteinen kommen.

Haarausfall

Unser Haarboden ist normalerweise mit Nähr- und Mineralstoffen reich gefüllt. Dieser Speicher muss ein Leben lang als »Feuerwehr« herhalten, wenn im Körper Säuren oder gefährliche Gifte neutralisiert werden müssen, mit der Nahrung aber zu wenig Kalzium, Magnesium, Natrium oder Kalium zugeführt wird. Denn unser Körper bedient sich zuerst da, wo es am ungefährlichsten ist, nämlich am Haarboden. Dann kommen Fingernägel, Gefäße, Sehnen, Zähne an die Reihe, und es endet bei den Knochen. Ein solcher Raubbau zieht sich normalerweise über Jahre und Jahrzehnte hin. Sportler leiden nicht selten unter fortschreitendem Haarausfall, weil die Milchsäure aus starker Muskelbeanspruchung viele Mineralstoffe zur Neutralisation fordert. Die Frau ist in der Lage, neben den Säurepuffern Blut und Lymphe die Gebärmutterschleimhaut als Zwischenlager für Säuren zu nutzen. Sie muss also anfallende Säuren nicht sofort durch Mineralverzehr neutralisieren, deswegen bleibt der Haarausfall ein »männliches« Problem.

Hauterkrankungen

Der medizinische Begriff für Hauterkrankungen »Dermatose« umfasst Hunderte von Hautleiden. Der Körper versucht, überschüssige Säure auch über die Haut loszuwerden. An sich haben die Schweißdrüsen die Fähigkeit, Säuren auszuscheiden. Mit zu viel anfallender Säure ist jedoch auch die Haut überfordert. Es bildet sich schnell ein saures Milieu. Empfindliche Hautpartien reagieren mit Ausschlägen, Hautirritationen und Hautkrankheiten, deren Herkunft sich dann nicht herausfinden lässt. Auch allergische Hauterkrankungen auf Grund eines überschießenden Immunsystems sind nicht selten auf eine saure Stoffwechsellage zurückzuführen.

Herzinfarkt

Nicht wenige Mediziner sehen den Herzinfarkt als lokale Säurekatastrophe am Herzmuskel. Ob nun eine Übersäuerung die Hauptursache für diesen oft tödlich verlaufenden Infarkt ist, sei dahingestellt.

Tatsache ist, dass der Herzmuskel für seine ständige Arbeit sehr viel Energie verbraucht und bei der hohen Stoffwechselumsetzung eine Menge Kohlensäuren und Milchsäuren produziert, die schnell abtransportiert werden müssen. Kommt es hier zu »Transportengpässen«, etwa durch verringerte Kapillardurchblutung, kann das schnell für viele Zellen den Säuretod bedeuten.

Bemerkenswert ist auch, dass die Risikofaktoren für einen Herzinfarkt auch für vermehrte Säurebildung verantwortlich sind: Nikotin, Alkohol, falsche Ernährung, Bewegungsmangel, Übergewicht, Stress und Aggressionen.

Herzrhythmusstörungen

Übersäuerte und verspannte Muskeln verschlechtern die Durchblutung des gesamten Körpers. Die Rückenmuskulatur ist besonders betroffen, da diese bei den meisten Menschen nicht oder sehr mangelhaft trainiert ist. Dadurch kann es im Extremfall zu Durchblutungsstörungen und sogar zu Herzrhythmusstörungen kommen.

Auch die ständige Anregung unseres Herzens durch ein »säuregetriebenes« vegetatives Nervensystem führt auf Dauer zu krankhaften Veränderungen. Und das EKG wird bei einer Herzstrommessung keine Fehlfunktion feststellen.

Hörsturz

Immer mehr Menschen erleiden einen Hörsturz, also einen plötzlichen Hörverlust in einem Ohr. Man nennt ihn auch Infarkt im Ohr. Bezeichnenderweise sind die Sofortmaßnahmen einem Herzinfarkt ähnlich: Auch hier zählt jede Minute. Oft können nur schnelle Infusionen bei einem Arzt oder in einem Krankenhaus das Gehör wiederherstellen.

Die Gründe für den Hörsturz oder Ohrengeräusche sind nicht eindeutig geklärt. Durchblutungsstörungen, Thrombosen, Virusinfekte sind genauso dafür verantwortlich wie etwa die vielen Stressbelastungen unseres Alltags. Letzteres liegt auch nahe, denn bei andauerndem Stress gerät unser vegetatives Nervensystem in eine Art Dauerspannung mit Blutdruckanstieg und der vermehrten Ausschüttung der extrem sauren Hormone Adrenalin und Cortisol. Stark angespannte Menschen sind in der Regel auch übersäuert.

Bei chronischer Übersäuerung aber kann die Fließeigenschaft des Blutes vermindert und auch der Stoffaustausch durch Säureablagerungen im Bindegewebe gestört sein. Die Folge sind dann Ohrengeräusche oder aber ein Hörsturz auf Grund von Irritationen der feinen Nervenenden.

Infektionsanfälligkeit

Da durch die saure Stoffwechsellage der Sympathikus unseres vegetativen Nervensystems unser Immunsystem ohne Grund dauernd auf Trab hält, ist es bei wirklicher Bedrohung meist so geschwächt, dass Krankheitserreger auf keinen nennenswerten Widerstand stoßen.

Körpergeruch

Bei übersäuerter Stoffwechsellage werden verstärkt über die Haut Gifte und Säuren »ausgeschwitzt«. Das kann zu einem sehr unangenehmen Körpergeruch führen, besonders nachts, wenn die Niere mit ihrer Entsäuerungsarbeit überlastet ist.

Kopfschmerzen

Die genauen Ursachen für Kopfschmerzen bleiben oft im Dunkeln. Mangeldurchblutungen, Muskelverspannungen im Nackenbereich, Kreislaufstörungen, Bluthochdruck – das alles kann zu dem Schmerz führen. Viele dieser Ursachen werden jedenfalls von einem übersäuerten Organismus hervorgerufen. Die Studie von Lans (→ Seite 51–53) hat auch gezeigt, dass eine basenreiche Diät mit zusätzlicher Gabe von basischen Mineralien zumindest leichte bis mittlere Kopfschmerzen vertreiben kann.

Krebs

Dass ein übersäuerter Organismus ursächlich für Krebs verantwortlich sein soll, diese Hypothese ist zumindest nicht bewiesen. Man muss sich eher fragen, in welchen Stadien der Krebserkrankung der veränderte Säure-Basen-Haushalt eine Rolle spielen könnte. Dazu gibt es einen Vortrag von Hans-Heinrich Jörgensen, dem Erfinder der Neukönigsförder Mineraltabletten und der Jörgensen-Methode zur Pufferbestimmung des Blutes.

Ausgehend von der ersten Mutation einer Zelle, die die Eigenschaften der Zelle zum Guten, zum Schlechten oder gar nicht ändert, führt erst eine nächste Mutation der schon veränderten Zelle, die weitere Eigenschaften wie etwa die Teilungshäufigkeit ändert, zu einer unberechenbaren und bösartigen Krebsgeschwulst. Als Ursachen werden ionisierende Strahlen, viele chemische Stoffe, Viren und auch ein saurer pH-Wert in der Zelle genannt. Es gibt ernsthafte Hinweise darauf, dass ein Kaliummangel in der Zelle durch H+-Ionen der Säure ausgeglichen wird. Kaliummangelpatienten würden also ein erhöhtes Risiko tragen.

Nun haben wir aber fein ausgeklügelte Kontrollsysteme wie das Kontroll-Gen p53, das bei einer Duplikation der Zelle ständig die Richtigkeit der übertragenen »Daten«-Sequenzen prüft. Stellt p53 einen Fehler fest, wird die fehlerhafte Sequenz herausgeschnitten und durch eine neue ersetzt. Ist jedoch der Fehler zu groß, wird die Zelle zerstört. Zur mehrfachen Zellmutation muss also auch noch die Mutation des Überwachungssystems kommen, damit ein Krebs entsteht.

Erst dann kann der Tumor wachsen. Er teilt sich durch ständige Verdoppelung. Hier nun wäre eigentlich eine weitere Wachmannschaft an der Reihe. Ein intaktes Immunsystem müsste die veränderte Zellkolonie als fremd erkennen und vernichten. Ein saurer pH-Wert ist aber der Feind des Immunsystems. Schon eine mäßige Ansäuerung führt zur Stimulation des Immunsystems. Viel Säure aber bringt durch andauernde Aktivierung des Immunsystems dasselbe irgendwann zum Erliegen.

Und noch etwas begünstigt die Entstehung von Krebs. Der Tumor ist bei seinem schnellen Wachstum eigentlich auf Durchblutung und Ernährung angewiesen. Paradoxerweise wächst er aber umso schneller, je schlechter er versorgt wird. Die anaerob lebenden Zellen sind die aggressiveren und teilen sich schneller, sodass die sauerstoffarme, zur sauren Seite tendierende Stoffwechsellage zu schnellerem Wachstum führt.

Es gibt also mehrere Hinweise darauf, dass eine saure Stoffwechsellage Krebs zumindest begünstigt.

Leberschwäche

Das Zentralorgan unseres Säure-Basen-Haushaltes, die Leber, ist für vielerlei Aufgaben unseres Stoffwechsels zuständig: Sie steuert die Energieproduktion und den Eiweiß-Stoffwechsel, sie ist ein Energiespeicher, sie entgiftet den Körper und sie produziert die Gallenflüssigkeit, die besonders für die Fettverdauung wichtig ist. Für die Gallenproduktion braucht unsere Leber genügend basisches Bikarbonat aus dem Magen.

Müdigkeit

Gerade Müdigkeit und Erschöpfungszustände werden von den meisten Patienten mit einer übersäuerten Stoffwechsellage beklagt. Auch dafür ist die dauernde Überreizung unseres vegetativen Nervensystems durch den Sympathikus verantwortlich. Eigentlich für das Wachsein und für Aktivität verantwortlich, erschöpft der Sympathikus langsam den übersäuerten Körper. Die Patienten befinden sich dann oft in einem Teufelskreis zwischen extremer Müdigkeit und schlechtem Schlaf. Aber auch hier haben Studien gezeigt, dass nach einer basischen Diät, kombiniert mit basischen Mineralien, die Erschöpfungszustände schon nach drei Wochen deutlich abnahmen.

Nierenerkrankungen

Die Nieren erleiden vermutlich von allen Organen den größten Schaden durch saure Abfallprodukte, denn sie sind auch das entscheidende Organ für deren Ausscheidung. Erkrankungen stellen sich immer ein, wenn eine Überforderung vorliegt. Die Erfahrungen haben gezeigt, dass bei Patienten mit Nierenerkrankungen immer Übersäuerungen vorlagen. Dabei kann es sich auch um das bekannte Henne-Ei-Problem handeln, bei dem nicht klar ist, was Ursache und was Folge ist. Denn eine in ihrer Funktion eingeschränkte Niere trägt natürlich auch zur Übersäuerung des Organismus bei. Übrigens: Das Enzym, das für die Säureausscheidung der Niere verantwortlich ist, die Karboanhydrase, kann bei Zinkmangel nicht ausreichend gebildet werden. Deswegen enthalten viele Basenpräparate einen Zinkanteil.

Nierenkoliken

Unter Nierenkoliken als Folge von Nierensteinen leiden 5 bis 18 % der Menschen in den »Wohlstandsländern«. Kleine Nierensteine gehen meist unbemerkt mit dem Urin ab. Größere Nierensteine können im Harnleiter stecken bleiben und dadurch eine Nierenkolik auslösen, die mit massivsten Schmerzen im Rücken, Unterbauch oder in den Hoden einhergeht, oft begleitend mit Brechreiz.

Grundsätzlich entstehen Nierensteine, wenn der Urin eine zu hohe Konzentration an steinbildenden Substanzen wie Kalzium, Oxalat, Phosphat, Harnsäure und Cystin enthält. Es bilden sich zuerst kleine Kristalle in den Nieren oder ableitenden Harnwegen, die sich langsam vergrößern. Fördernd auf die Steinbildung bzw. deren Wachstum wirken sich ein sehr saurer oder alkalischer Urin-pH-Wert, Harnwegsinfekte, Harnstau und verminderte Flüssigkeitszufuhr aus.

Citrat ist dabei ein wichtiger Lösungsvermittler von Kalzium: Je höher die Konzentration von Citrat im Urin, desto geringer ist die Kristallisationstendenz. Die Ausscheidung von Citrat hängt aber mit dem Säure-Basen-Status zusammen: Je weniger Citrat in die Zellen aufgenommen wird, desto mehr erscheint im Urin.

Osteoporose

Osteoporose droht zu einer Volkskrankheit zu werden. In Deutschland sind rund sieben Millionen Menschen von dem krankhaften Knochenschwund betroffen – das sind etwa 8 % der Bevölkerung. Dabei lässt sich Osteoporose durch entsprechende Lebensweise und frühzeitige Therapie verhindern.

Die Osteoporose (Knochenschwund) ist eine Erkrankung unseres gesamten Skeletts mit einhergehender Verringerung der Knochenmasse und Verschlechterung der Gewebsstruktur. Unsere Knochen verlieren in vorgerückten Lebensjahren an Stabilität und Elastizität. Die Folge: Die Brüchigkeit der Knochen nimmt zu, und das Risiko, einen Knochenbruch zu erleiden, steigt. Es kann auch zu einem langsamen, fast unbemerkten »Zusammensintern« des Knochens führen. Geschieht das im Bereich der Wirbelkörper, kommt es zu einem so genannten »Witwenbuckel«. Unterschieden wird zwischen der häufigeren primären Form, die nach den Wechseljahren oder im Alter auftritt, und einer sekundären Osteoporose als Folge von Störungen des Stoffwechsels und Hormonhaushaltes.

Bis etwa zum 40. Lebensjahr nimmt unsere Knochenmasse durch das Wachstum und durch eine Steigerung der Knochendichte zu. Ab dem 40. Lebensjahr werden etwa 0,5 bis 1,5 % jährlich wieder abgebaut. Störungen, die diesen natürlichen Knochenabbau steigern, führen zur Entwicklung der Osteoporose.

Die Bedeutung der weiblichen Hormone bei der Entstehung der Osteoporose ist unbestritten. Die Östrogenproduktion in den Eierstöcken wird während der Wechseljahre eingestellt. Der sich ergebende Östrogenmangel führt zu einer Abnahme der Knochenmasse. Das aus dem Knochen freigesetzte Kalzium bedingt einen geringfügigen Anstieg der Kalziumwerte im Blut, was wiederum zu einer Verminderung der für das Kalziumgleichgewicht verantwortlichen Hormone führt. Die Kalziumaufnahme aus dem Magen-Darm-Trakt wird vermindert, wohingegen die Kalziumausscheidung über die Nieren ansteigt.

Gravierende langfristige Folgen

Im höheren Lebensalter, etwa ab dem 70. Lebensjahr, tritt die Altersosteoporose auf, die verstärkt bei Männern zu Knochenbrüchen führt. Der Sexualhormonmangel bei Männern entwickelt sich schleichend bis ins hohe Alter. Neben dem Einfluss dieses Mangels auf die Entwicklung der Osteoporose stehen hier eine mangelhafte Versorgung mit Kalzium sowie der Bewegungsmangel im Vordergrund.

Untersuchungen haben ergeben, dass bei einem Blut-pH-Wert unter 7,4 sofort Kalzium aus den Knochen freigesetzt wird. Nur in einem ausgeglichenen Säure-Basen-Haushalt stehen Knochenaufbau und Knochenabbau im Gleichgewicht. Im sauren Milieu dagegen verschiebt sich dieses Gleichgewicht in Richtung Abbau. Zudem wird unter sauren

Bedingungen die so genannte Parathormonsynthese gesteigert. Dieses Parathormon überwacht die Kalziumkonzentration im Blut. Ist sie gesenkt, wird unter anderem aus den Knochen Kalzium ausgelöst.

Mit zunehmendem Alter wirkt sich auch der durch den erhöhten Fleischverzehr bedingte Säureüberschuss stark nachteilig auf die Knochenstabilität aus. Die schwefelhaltigen Aminosäuren werden nämlich zu Schwefelsäure abgebaut. Ein dauerndes Ungleichgewicht von Säure- und Basenbildnern führt zu einer chronischen Säurebelastung, und ohne Kompensation kommt es zu einer latenten Azidose. Dazu lässt auch noch mit zunehmendem Alter die Fähigkeit unserer Nieren, Säure auszuscheiden, nach. Es werden also noch mehr basische Mineralien aus unseren Knochen freigesetzt, um die Säuren zu puffern. Diese Mineralien aber, vor allem Kalzium, gehen dann über den Urin verloren. Die Folge: Langfristig nehmen Knochenmineralgehalt und Knochenmasse ab.

Pilzerkrankungen (Mykosen)

Mykosen (Pilzerkrankungen) gedeihen nur in saurem Milieu mit pH-Werten zwischen 4 und 6. So ist auch das saure Milieu im Darm oft Ursache für dessen Besiedelung mit krankmachenden Pilzen. Denn: Ein gesunder Darm ist basisch. Durch Übersäuerung des Verdauungssystems, hauptsächlich durch Zucker und Weißmehl, aber auch durch Stress oder Medikamente wird die natürliche und notwendige Lebensgemeinschaft (Symbiose) mit den guten Darmbakterien gestört. Viele Billionen Keime leben mit uns in dieser friedlichen Gemeinschaft. Eine gesunde Schleimhautbakterienflora dient als Schutzwall, weil ein dichter Bakterienrasen es krankheitserregenden Keimen erschwert, bis an die Darmschleimhäute vorzudringen und Infektionen hervorzurufen. Darmbakterien haben auch einen eigenen Stoffwechsel, dessen Stoffwechselprodukte den Darmschleimhäuten als Nährstoffe dienen und krankheitsauslösende Keime vernichten. Und bestimmte Bakterien stimulieren sogar unsere Immunzellen und sorgen dafür, dass die Abwehrzellen aktiv bleiben.

Dagegen kann eine gestörte Darmflora sehr unterschiedliche Symptome und Beschwerden hervorrufen: Die Infektabwehr kann herabgesetzt sein, denn im Darm sitzen die Hauptkräfte unserer Immunabwehr. Damit sind alle Erkrankungen des Darms mit einer Erkrankung unseres Abwehrsystems gleichzusetzen. Allergien und entzündliche Veränderungen der Darmschleimhäute sind mögliche Folgen. Stoffwechselgifte können bei vielen Menschen Müdigkeit, Benommenheit, Schwindel, Misslaunigkeit oder Kopfschmerzen hervorrufen. In schwerwiegenden Fällen beeinträchtigt eine gestörte Darmflora sogar den Leberstoffwechsel und kann die Bildung von Tumoren begünstigen. Auch starke Gasentwicklung mit einem aufgetriebenen Bauch und starker Mundgeruch sind Folgen eines von krankmachenden Pilzen besiedelten Darmes. Eine konsequente Entsäuerung des gesamten Organismus kann hier wahre Wunder wirken.

Reizdarm

Fehlen dem Organismus Basen, kann auch das für eine natürliche Verdauung notwendige basische Milieu im Darm nicht erreicht werden. Dadurch funktionieren unsere Verdauungsenzyme schlecht oder gar nicht. Anstelle einer vollständigen Verstoffwechselung der Nährstoffe in ihre einzelnen Be standteile kommt es bei einem Basenmangel zu fehlerhaften Zersetzungsprozessen. Bei diesen Fehlverdauungsvorgängen werden unter anderem giftige Stoffwechselprodukte freigesetzt, die neben vielen anderen schädlichen Auswirkungen wie Pilzbefall, Beeinträchtigung der Darmflora, Blähungen auch die Darmschleimhaut reizen und Entzündungen hervorrufen können.

Rheuma

Etwa 3 Millionen Menschen leiden in Deutschland unter Erkrankungen, die sich unter dem Begriff »Rheuma« zusammenfassen lassen. Symptome sind Schmerzen und Einschränkungen in der Beweglichkeit der Gelenke und mögliche Gelenkdeformationen. Der Begriff »Rheuma« wurde bereits im antiken Griechenland geprägt und bedeutet »Fluss« bzw. »Strömung«. Damals ging man davon aus, dass »fließende« Krankheitsstoffe im Körper für die Beschwerden verantwortlich sind. Heute steht Rheuma für unterschiedliche, meist schmerzhafte Erkrankungen des Stütz- und Bewegungsapparates. Die Ursachen sind allerdings von der Schulmedizin noch nicht vollständig geklärt. Säureexperten sehen in den abgelagerten Säureschlacken im Körper die Ursache für rheumatische Veränderungen und Schmerzen. Von den mehr als 400 verschiedenen Krankheitsbildern sind die bekanntesten: Arthrose, Arthritis, Polyarthritis, Gicht und Weichteilrheumatismus.

In allen Fällen von rheumatischen Erkrankungen ist auf eine ausgeglichene Säure-Basen-Bilanz der Nahrungsmittel zu achten. Besonders Fleisch- und Fischprodukte sind zu meiden, während vermehrt Kartoffeln, Gemüse und Obst auf den Speiseplan gehören.

Schlaganfall

Der Schlaganfall ist die dritthäufigste Todesursache in Deutschland. Ein Fünftel der über 65-Jährigen ist davon betroffen. Auslöser für einen Gehirninfarkt ist ein plötzlicher Gefäßverschluss oder eine Blutung im Bereich des Gehirns. Ersterer führt zu einer Unterversorgung von Gehirnbereichen mit Sauerstoff, bei der Blutung drückt das Blut auf Gehirnbereiche, die dadurch geschädigt werden.

Auch hier kann eine dauernde Übersäuerung mitverantwortlich sein. Einerseits sind brüchige Gefäßwände, Ablagerungen in den Arterien und nicht zuletzt, wie die Studie in Lans (→ Seite 51–53) gezeigt hat, eine verminderte Fließeigenschaft des Blutes durch Erhöhung der Fibrinogenkonzentration im Blutplasma ein typisches Merkmal einer sauren Stoffwechsellage.

Stress

Ständiger Termindruck, Beziehungsprobleme, Ärger am Arbeitsplatz, massive Reizüberflutung durch Medien – jeder spricht von Stress, jeder hat ihn und keiner will ihn. Aber wenn Stress fehlt, geht es uns erst richtig schlecht. Denn Stress gehört zum Leben wie die Luft zum Atmen. Was uns allerdings krank macht, ist das Zuviel – der so genannte Disstress. Ein leidenschaftlicher Kuss dagegen löst Eustress aus. Die Stressform, die uns in Schwung bringt.

Wenn wir im Stress sind, regt das durch unseren Willen nicht steuerbare vegetative Nervensystem die Nebennieren an, die Hormone Adrenalin und Noradrenalin auszustoßen. Aus Kohlenhydraten wird ganz schnell Zucker mobilisiert, der

Energiestoff, den Herz und Hirn in Alarmsituationen dringend brauchen.

Stress kann auch als Anforderungen an die Anpassungsfähigkeit von Körper, Geist und Seele aufgefasst werden. Unkontrollierbarer Dauerstress aber ist eine Dauerbelastung, für die es keine Anpassung gibt. Und das führt zwangsläufig zu so genannten Anpassungskrankheiten.
Ein übersäuerter Organismus aktiviert nun laufend den aktivierenden Sympathikus unseres vegetativen Nervensystems. Wachheit, hoher Blutdruck und die Ausschüttung der Stresshormone sind die Folge, und das ohne äußeren Anlass.

Venenentzündung

Den Venenwandungen werden ebenfalls durch einen übersäuerten Körper, der sich basische Mineralstoffe aus den Depots holt, um Säuren zu neutralisieren, langsam die Kalziumvorräte entzogen. Sie verlieren dadurch ihre Elastizität, dehnen sich und werden brüchig wie ein alter Gummischlauch. Das Blut muss also in einer Krampfader in vielen Windungen fließen, statt wie bei einer gesunden Vene in gerader Strecke. Es verlangsamt sich der gesamte Blutkreislauf im venösen System mit der Gefahr einer Venenentzündung bis hin zur Lungenembolie.

Weichteilrheumatismus

Weichteilrheumatismus ist ein Oberbegriff für nicht entzündliche Erkrankungen des Unterhautbindegewebes, der Muskeln, der Sehnen, der Sehnenscheiden und auch der

Schleimbeutel. Dabei handelt es sich meist um wechselnde, ziehende Schmerzen mit auffälliger Temperatur- und Witterungsabhängigkeit. Die Schmerzen werden meist durch Wärme gebessert und durch Kälte deutlich verschlechtert und typischerweise außerhalb der Gelenke in den so genannten Weichteilen wahrgenommen. Bevorzugte Körperstellen sind Nacken, Rücken, Brust und Becken. Schon bei geringem Druck kommt es da zu Muskelschmerzen. Auch hier ist davon auszugehen, dass die Übersäuerung einer der Hauptgründe für diese Erkrankung ist. Denn das Bindegewebe, die Sehnen, Sehnenansätze und Muskeln werden als Zwischenlager für überschüssige Säuren aus einem übersäuerten Organismus missbraucht.

Zahnerkrankungen

Obwohl unsere Zähne scheinbar eine große Härte aufweisen, reagieren sie äußerst empfindlich auf Säureeinwirkung. Säure löst die Mineralien aus der Zahnoberfläche und macht sie so »weicher«. In diesem Zustand stellt schon eine Zahnbürste eine Gefahr für die an der Oberfläche aufgeweichte Schicht dar. Man spricht dann von einer Säureerosion. Deswegen sollte man sich auch nach dem Obstessen nie sofort die Zähne putzen. Für uns bleibt dieser Abrieb unbemerkt, da er nur unter dem Mikroskop sichtbar wird. Normalerweise gelingt es unserem Speichel, den Säureangriff auf die Zähne nach der Mahlzeit wieder auszugleichen, indem er den Zähnen die verlorenen Mineralien zurückgibt. Doch in einem übersäuerten Organismus hat auch der Speichel einen sauren pH-Wert und greift den Zahnschmelz zusätzlich an.

Zwölffingerdarmgeschwür

Zwölffingerdarmgeschwüre sind noch häufiger als Magengeschwüre. Es handelt sich dabei um einen tief reichenden Defekt in der Wand des Zwölffingerdarms, der in erster Linie auf die Überproduktion von Magensaft zurückzuführen ist. Seine Symptome reichen von Schmerzen, Druck und Völlegefühl im Oberbauch bis hin zu Aufstoßen, Blähungen, Erbrechen und Gewichtsabnahme.

Die hohe Säurekonzentration im Magensaft bedeutet immer eine Gefahr für die Schleimhäute von Magen und Zwölffingerdarm. Nur gute Schutzmechanismen, wie die alkalische Schleimschicht zur Neutralisierung der Säure oder die Produktion von so genannten Prostaglandinen, und die Hemmung der Absonderung des Magensaftes durch die Produktion von Sekret im Zwölffingerdarm nach der Nahrungsaufnahme schützen die Schleimhaut vor der Zerstörung.

Jedes noch so kleine Ungleichgewicht zwischen den aggressiven Faktoren auf der einen und den schützenden Faktoren auf der anderen Seite führt unweigerlich zu einer Schädigung. Und genau die Übersäuerung des Organismus stellt dieses Ungleichgewicht dar. Leber und Bauchspeicheldrüse können in einem sauren Milieu nicht genügend basisches Natriumbikarbonat zur Neutralisierung des sauren Speisebreis aus dem Magen zur Verfügung stellen. Der wirkt dann auf die empfindlichen Schleimhäute des Zwölffingerdarms ein. Entzündungen und später ein Geschwür sind die Folgen.

Essen Sie sich gesund

Die richtige Ernährung ist die erste und wichtigste Maßnahme, um einen gestörten Säure-Basen-Haushalt wieder ins Lot zu bringen. Das ist nicht einmal schwierig, liefert uns doch die Natur alles, was wir dazu brauchen. Doch wie sieht es eigentlich mit den Bedürfnissen des Körpers und unserem Essverhalten aus? Übergewicht und Fehlernährung sind Zivilisationskrankheiten, die weit reichende Auswirkungen haben.

Grundpfeiler Ernährung und Bewegung

Viele Menschen tun meist ganz unbewusst etwas für ihren Säure-Basen-Haushalt, indem sie versuchen, ein paar Pfund loszuwerden. Erfolg versprechend wird dieses Vorgehen, wenn nach man nach erfolglosen Null-Diäten endlich dazu übergeht, die Ernährung umzustellen, und vielleicht den entscheidenden Schritt mit einer sanften Fastenkur beginnt. Übergewicht und eine Störung des Säure-Basen-Haushaltes stehen nämlich in einem engen Zusammenhang. Beide Male hat es etwas mit falscher Ernährung zu tun, mit einem Mangel an basischen Mineralstoffen, mit zu wenig Bewegung, und in vielen Fällen ist es auch chronischer Stress, der uns dazu veranlasst, Süßigkeiten und Genussgifte wie Alkohol und Kaffee zu uns zu nehmen – alles Dick- und Sauermacher. Und die Verschlackung unseres Bindegewebes mit Säuren ist oftmals der Grund, warum keine noch so »rabiate« Fastendiät gelingt. Übrigens kommen viele der so genannten Fastenkrisen daher, weil beim Hungern Gifte und Säuren gelöst werden, die zu Kopfschmerzen, Müdigkeit oder Schwindel führen.

Das Idealgewicht

»Dick ist, wer zu viel isst.« Diese stark vereinfachte Aussage stimmt zwar in vielen Fällen, ist aber zu pauschal. Die Ursachen für die Gewichtszunahme sind viel komplexer. Schließlich gibt es genug Menschen, die trotz ausgiebigster Mahlzeiten und süßer Zwischenmahlzeiten kein Gramm zunehmen, während andere trotz Diät kaum ein Gramm verlieren.

Auch sollte man sich zuerst darüber klar werden, ob überhaupt ein Übergewicht vorliegt. Was in den Medien als »ideale« Figur propagiert wird, hat mit »Idealgewicht« leider wenig zu tun. Die meisten Models – männlich wie weiblich – sind untergewichtig. Es gibt mehrere Möglichkeiten abzuschätzen, ob unser Gewicht zu hoch ist. Wer aber mit gestreckten Knien seine Fußspitzen mit beiden Händen berühren oder für etwa 2 Minuten in einer Hockstellung bleiben kann und ohne Atemschwierigkeiten mehrere Stockwerke hochkommt, dürfte mit seinem Gewicht wenig Probleme haben. Wer das selbst mit Normalgewicht nicht schafft, sollte sich einem Gesundheits-Check unterziehen.

Errechnung des Normalgewichts

Ernährungswissenschaftler haben inzwischen eine international gültige Maßzahl für ein »objektiveres« Körpergewicht entwickelt. Der so genannte Body Mass Index (BMI) ist eine Maßzahl für die Bewertung des Körpergewichts eines Menschen in Relation zu seiner Körpergröße. Allerdings wird mittlerweile die Allgemeingültigkeit des BMI von vielen Forschern aus Gründen der ihm zugrundeliegenden Systematik stark angezweifelt.

$$BMI = \frac{\text{Gewicht (in kg)}}{\text{Körpergröße (in m) x Körpergröße (in m)}}$$

Beispiel: Ein 1,80 m großer Mann, der 78 kg wiegt:

$$\frac{78}{1,80 \text{ x } 1,80} = 24 \text{ BMI}$$

ALTERSABHÄNGIGER BODY MASS INDEX

Ihr Alter	Ideal-BMI
19 bis 24 Jahre	19 bis 24
25 bis 34 Jahre	20 bis 25
35 bis 44 Jahre	21 bis 26
45 bis 54 Jahre	22 bis 27
55 bis 64 Jahre	23 bis 28
> 64 Jahre	24 bis 29

Nun kann der Index natürlich nicht einen muskulösen Sportler von einem leicht Übergewichtigen mit gleichem Gewicht unterscheiden. Deswegen gibt es eine gewisse Schwankungsbreite des BMIs, die sich nach Alter und Geschlecht richtet. Das Idealgewicht für Frauen wird oft einen Punkt tiefer angesetzt. Also 19 bis 24 statt 20 bis 25 bei Männern. Bei einem BMI über 25 beginnt das Übergewicht, unter 18 zeigt ein eindeutiges Untergewicht an. Eine medizinische Behandlung ist laut der Deutschen Adipositas-Gesellschaft allerdings erst ab einem BMI-Wert von 30 notwendig. Bis dahin stellt er ohne zusätzliche übergewichtsbedingte Erkrankungen wie etwa Diabetes mellitus Typ 2 oder Hypertonie kein Problem dar.

Die sieben Ursachen für Übergewicht

Wer zu viel isst und sich wenig bewegt, riskiert, dick zu werden. Aber auch falsche Ernährung, ungesunde Essgewohnheiten oder Stoffwechselstörungen leisten dem gefährlichen Übergewicht Vorschub. Wer also sein Gewicht abbauen will, wird nur mit Kalorienzählen auf Dauer keinen Erfolg haben.

1 Der Energiehaushalt des Körpers

Durchschnittlich nimmt ein Mensch im Laufe eines Lebens über 50 Tonnen Nahrung auf. Nur wenige Nährstoffe verlassen unseren Körper unverändert. Fast alle werden in chemischen Vorgängen, die man als Stoffwechsel bezeichnet, abgebaut oder umgebaut. Unser Körper erzeugt daraus Energie in Form von Wärme oder Arbeit und Baustoffe für Zellen und Gewebe. Gesteuert wird diese chemische Fabrik von Hormonen, und die Arbeit wird von Enzymen erledigt, die dazu eine Reihe von Vitaminen und Mineralstoffen benötigen.

Übergewicht entsteht, wenn die Einnahme- und Ausgabeseite unseres Körpers voneinander abweichen. Wer sein Körpergewicht halten will, muss die Energieaufnahme seinem tatsächlichen Bedarf anpassen. Das heißt: Wer seinem Körper mehr Energie zuführt, als er verbraucht, nimmt normalerweise zu. Wenn ein Angestellter genauso viel isst wie ein Bauarbeiter, dann kann der Energiehaushalt nicht stimmen. Wie viel Energie unser Körper aber tatsächlich benötigt, wird grundsätzlich von drei Faktoren bestimmt.

Grundumsatz

Das ist die Energie, die unser Organismus zum Aufrechterhalten aller Körperfunktionen in Ruhe braucht. Alle inneren Organe, das Gehirn, das Nervensystem und der Herzmuskel benötigen laufend Energie, auch wenn wir schlafen. Da die Muskulatur unser größtes Körperorgan ist und dort auch der Löwenanteil an Energie verbraucht wird, bestimmt sie hauptsächlich den Grundumsatz. Je nach Alter und Geschlecht macht das zwischen 50% und 70% unseres gesamten Energieverbrauchs aus. Da im Alter die Muskelmasse abnimmt, hat man schon eine Erklärung für die altersbedingte Gewichtszunahme.

Auch das weibliche Geschlecht kämpft, ginge es nur nach dem Grundumsatz, wegen der allgemein geringeren Muskel-masse mehr mit seinen Pfunden als die Männer. So hat etwa eine 20-jährige Frau mit 60 kg Körpergewicht einen täglichen Grundumsatz von etwa 1.400 kcal, ein 20-jähriger, gleich schwerer Mann fast 1.600 kcal.

Maßeinheit für Energiemessung

Energie wird in Kalorien (cal) oder Joule (J) gemessen. 1.000 Kalorien sind eine Kilokalorie (kcal), 1.000 Joule ein Kilojoule (kJ). Beide Werte können ineinander umgerechnet werden: 1 kcal = 4,2 kJ.

Nahrungsabhängiger Energieverbrauch

Um aus der Nahrung Energie zu gewinnen, muss erst einmal Energie aufgewandt werden. Verdauung, Transport und die zwischenzeitliche Speicherung der Nährstoffe in unserem

BERECHNUNG DES GRUNDUMSATZES PRO TAG

Frauen

10 bis 18 Jahre	(kg x 0,056 + 2,898) x 239 kcal/Tag
19 bis 30 Jahre	(kg x 0,062 + 2,036) x 239 kcal/Tag
31 bis 60 Jahre	(kg x 0,034 + 3,538) x 239 kcal/Tag
Über 60 Jahre	(kg x 0,038 + 2,755) x 239 kcal/Tag

Männer

10 bis 18 Jahre	(kg x 0,074 + 2,754) x 239 kcal/Tag
19 bis 30 Jahre	(kg x 0,063 + 2,896) x 239 kcal/Tag
31 bis 60 Jahre	(kg x 0,048 + 3,653) x 239 kcal/Tag
Über 60 Jahre	(kg x 0,049 + 2,459) x 239 kcal/Tag

Körper erhöhen den Grundumsatz um 8 bis 15%. Fatalerweise werden Nahrungsfette vom Organismus fast mühelos umgewandelt, während die Verwertung von Kohlenhydraten nach relativ viel Energie verlangt. Wer also viel Fett isst, verbraucht für dessen Verwertung auch noch besonders wenig Energie. Mit ein Grund, warum fettreiche Ernährung schnell zu Übergewicht führen kann.

Leistungsumsatz

Die Energie, die wir verbrauchen, wenn wir uns bewegen, nennt man Leistungsumsatz. Wer sich mehr und öfter bewegt, verbraucht logischerweise auch mehr Energie. Dabei bestimmt besonders die Muskelmasse, wie viele von den Fettpölsterchen verbrannt werden. Je mehr Muskeln arbeiten, desto höher natürlich der Leistungsumsatz. Er macht zwischen 20 bis 40% unseres Gesamtenergieverbrauches aus. Ob eher 20% oder 40% liegt ganz allein an uns. Die direkte Verbrennung von Kalorien durch Bewegung wird jedoch etwas überschätzt. Wer etwa 1 Kilo Bauchspeck ablaufen wollte, müsste ca. 10.000 Kalorien verbrennen oder drei Marathonläufe absolvieren. Viel wichtiger ist, dass durch regelmäßige Bewegung der ganze Stoffwechselumsatz gesteigert wird. Unser Körper verbrennt dann auch im Liegen weiter Fett. Denn die Menge an fettfressenden Enzymen und die Muskelmasse nehmen automatisch zu.

2 Vererbung

Wissenschaftliche Studien haben gezeigt, dass Übergewicht zu einem Drittel durch unsere Erbanlagen festgelegt wird. So ist auch zu erklären, warum das Körpergewicht von Menschen bei gleicher Kalorienzufuhr manchmal völlig unterschiedlich reagiert. Daneben kann auch unser Essverhalten durch Erbfaktoren bestimmt sein. Nach der so genannten »Set-Point-Theorie« steuert der menschliche Organismus immer wieder auf sein vorbestimmtes individuelles Gewicht hin, das der Stoffwechsel unter normalen Bedingungen konstant hält. Die Höhe dieses »privaten« Gewichts wird als Set-Point bezeichnet. Sein genauer Wert ist wahrscheinlich angeboren und kann so ohne Weiteres dauerhaft nicht wesentlich beeinflusst werden, ohne gesundheitliche Schwierigkeiten in Kauf nehmen zu müssen.

Falsch wäre es jetzt allerdings, Übergewicht als nicht zu veränderndes Schicksal zu betrachten. Denn mittlerweile hat sich vielfach gezeigt, dass man sich durch Bewegung und Ernährungsumstellung einen niedrigeren Set-Point auch selbst verpassen kann, wenn man das neue Gewicht über einen längeren Zeitraum von 4 bis 6 Monaten hält.

Außerdem: Welche Rolle auch die Gene spielen mögen, Tatsache ist, dass sich das Erbgut wohl nicht in hundert Jahren ändern kann. Wohl aber hat in dieser Zeit in Mitteleuropa und den Vereinigten Staaten das Problem des Übergewichts rapide zugenommen. Nicht Übergewicht wird vererbt, sondern die Veranlagung dazu.

3 Verändertes Ernährungsverhalten

Schon Hippokrates stellte fest, dass die Ursache einer jeden Krankheit in den Nahrungsmitteln zu suchen sei. Und in den letzten hundert Jahren haben sich die Ernährungsgewohnheiten in Mitteleuropa grundlegend verändert. Nach wissenschaftlichen Erkenntnissen steht das direkt im Zusammenhang mit dem rapiden Ansteigen der Übergewichtsproblematik. Bestand die Nahrung um 1900 in Deutschland noch aus 60 bis 70 % Kohlenhydraten und 20 bis 25 % Fett, so stammen heute über 40 % der Nahrungsenergie aus Fett, und zwar überwiegend aus tierischen Fetten. Und der ähnlich hohe Kohlenhydratanteil besteht nicht mehr wie früher aus Kartoffel und Getreideprodukten, sondern aus »leeren« Kohlenhydraten ohne Mineralstoffe und Vitamine. Zudem war man um die Jahrhundertwende allgemein bewegungsaktiver, was zu einem höheren Anteil des Leistungsumsatzes am Energiehaushalt geführt hat.

4 Veränderte Nahrungsmittel

Drei Viertel der Energie nehmen wir über Nahrungsmittel auf, die aus industriellen Herstellungsprozessen stammen. Und diese Industriekost ist energiereicher als unverarbeitete Nahrung. Sie enthält etwa doppelt so viele Kalorien wie die Speisen aus Großmutters Küche, weil die Hauptbestandteile aus energiereichen Nährstoffen bestehen. Dazu gehören Zucker in den verschiedensten Formen, Weißmehl und raffinierte Fette – alles starke Säurebildner. Die Öle und Fette für die industrielle Herstellung von Nahrungsmitteln sind Brat- und Backfette wie Margarine, Plattenfette und industriell bearbeitete Öle. Außer in Brat- und Frittierfetten findet man sie in Glacierungen, Fertiggerichten und Süßigkeiten. Aber auch in Fleischwaren, Wurst, Käse und süßen Backwaren verstecken sie sich. Und das heutige Auszugsmehl hat mit dem seit Jahrhunderten bekannten frisch vermahlenen Mehl aus vollem Korn absolut nichts mehr gemein. Was dieser »leeren« Nahrung aber zum Teil vollkommen fehlt, sind genau die Betriebsstoffe, die unser Körper für deren Verarbeitung bräuchte: lebenswichtige Mineralien, Spurenelemente und Vitamine. So liefert Industrienahrung also hauptsächlich Kalorien und Säuren. Und die nicht benötigte Nahrungsenergie wird in Fett-Zellen deponiert – für schlechte Zeiten. Und die Säuren landen in unserem Bindegewebe. Das energiereiche »Füllmaterial« führt also geradewegs zu Übergewicht und Übersäuerung, denn es beinhaltet keine basischen Mineralien und bildet Säuren.

5 Falsches Essverhalten

Essen macht Spaß, ist kommunikativ, steigert die Lebensqualität, und es hat sich für nicht wenige zu einer Art Kultur entwickelt – eben der Esskultur. Warum und was wir essen, hat verschiedenste Gründe: Ein Fest ohne »Festmahl« ist schwer vorstellbar, ein Restaurantbesuch ist auch eine gehobene Form der Freizeitgestaltung, Essen kann Belohnung, Trost oder Ersatzbefriedigung sein. Das Wort »Kummerspeck« hat da seinen Ursprung. Essen ist aber auch mit Emotionen verbunden und wird durch Gefühle gesteuert. »Liebe geht durch den Magen«, oder der Verlust derselben »schlägt auf den Magen«.

Die Motive, etwas zu essen, sind vielfältig, und bei Weitem steckt nicht immer der Hunger im Vordergrund, sondern Gewohnheit, Genuss, Ärger, Stress, der Wunsch nach Schönheit, der Wunsch dazuzugehören, Geselligkeit oder Luxus.

Auch die jeweilige Situation bestimmt unser Essverhalten. Wenn man keine Zeit hat, isst man eben eine Wurstsemmel im Gehen oder einen Döner im Stehen. Das bedeutet auch: schlecht gekaute und mangelhaft verspeichelte und damit zur Säurebildung beitragende Nahrung! Und das Essen vor dem Fernseher zieht sich nicht selten weit über ein Sattheitsgefühl hinaus.

6 Familie und Umwelt

Auch Familie, Erziehung und gesellschaftliches Umfeld bestimmen unser Essverhalten. Dazu gibt es eine Unmenge von wissenschaftlichen Studien, die zum Teil mit widersprüchlichen Ergebnissen aufwarten. Sicher ist jedoch, dass Übergewicht zum Beispiel in niedrigeren sozialen Schichten häufiger vorkommt. Auch wird vermutet, dass weit über die Hälfte der Kinder fettleibiger Eltern auch übergewichtig werden. Das ist keine Überraschung, weiß man doch, dass normalerweise Kinder die Ernährungsweise ihrer Eltern übernehmen. So übt sich früh, was in die Säure-Katastrophe führen kann.

7 Bewegungsmangel

Der Anteil an Energie, den wir für Bewegung aufbringen (Leistungsumsatz), ist in den letzten 30 Jahren durchschnittlich um 200 bis 400 kcal zurückgegangen. Dieser Mangel an körperlicher Aktivität führt in doppelter Hinsicht zu einer negativen Energiebilanz. Erst einmal werden mehr Kalorien aufgenommen als verbraucht. Und zweitens verringert sich die Muskelmasse, wenn man sich nicht bewegt. Das wiederum senkt den Grundumsatz und fördert die Bildung von Fettzellen. Also: mehr Fettzellen bei einer Verschlechterung der Energiebilanz. So stellt Bewegungsmangel eine der Hauptursachen für die Zunahme von Übergewicht in den westlichen Industrienationen dar. Und dies gilt insbesondere für die stetig steigende Zahl von übergewichtigen Kindern in Mitteleuropa und den USA. Denn statt Seilhüpfen, Versteckspielen oder Rollschuhlaufen verbringen die Kids den Tag mittlerweile lieber vor dem Fernseher oder Computer.

So essen Sie richtig

Fakt ist, dass die allermeisten von uns zu viel essen. Doch statt einer radikalen Diät ist eine sinnvolle Einschränkung der Nahrungszufuhr der richtige Weg. Nicht nur weniger, sondern anders essen ist angesagt, wenn man sich gesund und basenreich ernähren will. Wir essen mittlerweile aus den unterschiedlichsten Gründen. Schon lange ist nicht nurmehr der Hunger der einzige Grund. Aber auch wo und wie wir Nahrung zu uns nehmen, hat sich grundsätzlich gewandelt. So knabbert man zum Beispiel beim Lesen oder Fernsehen vor sich hin und nimmt ganz unbewusst Kalorie für Kalorie und Säure für Säure auf. Auch wer an den unterschiedlichsten Orten isst, im Stehen, beim Gehen, vor dem Fernseher, schon während des Kochens, am Arbeitsplatz, nimmt meist zu viel und Falsches zu sich, da er dem Essen zu wenig Aufmerksamkeit schenkt. Die Nahrung wird dabei kaum gekaut und basisch eingespeichelt.

Hungrig oder satt?

Den Hunger zu bekämpfen, ist nicht einfach, zählt er doch neben dem Fortpflanzungstrieb zu den wichtigsten Steuerungsfunktionen unseres Organismus. Er erinnert uns an die überlebenswichtige Nahrungsaufnahme und schützt so unseren Körper vor Mangelschäden. Ein stabiles Körpergewicht setzt eine ausgeglichene Energiebilanz voraus. Auch Hunger und Sättigung stehen dann im Gleichgewicht. Viele verwechseln aber Hunger mit Appetit. Hunger ist eine Steuerungsfunktion, die in der Regel nicht zielgerichtet ist, während Appetit zielgerichtet auf etwas Bestimmtes ist: Lust auf etwas Süßes, eine warme Leberkässemmel, die einen anlacht, oder der verführerische Duft einer Currywurst.

Unser Energiehaushalt wird ständig vom Gehirn überprüft. Es bekommt die dazu nötigen Signale zum Beispiel von bestimmten Eiweißstoffen (Leptine), die für das Gefühl der Sättigung zuständig sind. Das Fettgewebe produziert sie selbst und schickt sie über die Blutbahnen ins Gehirn, wo sie volle Fettspeicher signalisieren.

6 SCHRITTE ZUR BASENREICHEN ERNÄHRUNG

1. **Weniger Alkohol**: Seltener und weniger Alkohol trinken. Einfach mal nur ein Glas Wein zur Pasta.

2. **Weniger Fett**: Butter und Margarine nur sparsam verwenden. Bei Zimmertemperatur lassen sie sich dünner aufstreichen. Etwas abgekühlter Toast saugt weniger Butter. Unter Umständen auf Frischkäse umsteigen. Bei der Zubereitung von Speisen möglichst wenig Bratfett. Frittiertes und Paniertes sind tabu.

3. **Weniger Fertigprodukte**: Die Inhaltsliste sagt alles. Wenn die Fette am Anfang stehen, Finger weg. Naturbelassene Lebensmittel sind fettärmer.

4. **Weniger Süßigkeiten**: Süßigkeiten bestehen aus Zucker und Fetten. Schokolade, Kuchen und Eiscreme landen direkt auf der Hüfte und überfluten den Körper mit Säure.

5. **Weniger Wurst und Fleisch**: Nur mageres Fleisch kaufen und sichtbare Fettränder entfernen. Bei Wurst lässt sich das billige Fett oftmals schwer erkennen. Auch in vielen Käsesorten stecken reichlich Fette. Camembert hat etwa 50-mal mehr Fett als ein Harzer Käse.

6. **Mehr Obst, Gemüse, Salat und Vollkornprodukte**: Besonders wertvoll, weil basisch, fettfrei und mit lebenswichtigen Vitalstoffen für Stoffwechsel und Verdauung.

Sättigung bezeichnet das Ende der Nahrungsaufnahme. Unser Essen befindet sich noch unverdaut im Magen oder Darm und die Nährstoffe noch im Nahrungsbrei. Informationen über den Dehnungszustand von Magen und Darm oder die chemische Zusammensetzung des Darminhaltes dienen unserem Gehirn als Sättigungssignal. Das nützen zum Beispiel verschiedene Abmagerungsmittel wie pflanzliche Quellmittel, um dem Körper Sättigung und damit ausreichende Nahrungsaufnahme vorzutäuschen.

Sattheit dagegen bedeutet die Auffüllung der Energiespeicher unseres Körpers. Die befinden sich in der Leber, den Muskeln und im Fettgewebe.

Stoppsignale beim Essen

Wer rechtzeitig mit dem Essen aufhört, spart also Kalorien und Säuren. Ein leerer Teller ist da sicher das falsche Stoppsignal, vielmehr sollte man auf seinen Körper hören. Der Sättigungsvorgang beginnt schon mit dem ersten Bissen Nahrung. Nach etwa 15 bis 20 Minuten entscheidet dann das Gehirn auf Grund der eingegangenen Meldungen aus dem Verdauungstrakt auf Sattheit.

Wer sein Essen zu rasch hinunterschlingt, hat beim Sättigungssignal schon zu viel gegessen. Deshalb sind Langsamesser im Vorteil. Es gilt:

→ Langsam essen, gut kauen und einspeicheln und ganz bewusst auf den Geschmack achten.

→ Kleinere Portionen auf die Gabel und kleinere Teller verwenden.

→ Nachschlag gibt's erst, wenn der Teller leer gegessen ist.

→ Nur eingängige Menüs ohne Nachspeise.

Wasser ist unser wichtigstes Lebensmittel

Wir trinken zu wenig, und dabei ist Wasser lebenswichtig. Wir können längere Zeit ohne feste Nahrung auskommen, aber nur etwa 3 Tage ohne Wasser überleben.

Eine ausreichende Zufuhr dieses lebensnotwendigen Elixiers ist dringend erforderlich, da unser Körper täglich mindestens 2,5 Liter Wasser verliert:

→ Über die Nieren in Form von Urin ca. 1.500 ml
→ Über die Haut in Form von Schweiß ca. 500 ml
→ Über die Lungen in Form von Wasserdampf ca. 400 ml
→ Über den Darm mit dem Stuhl ca. 100 ml

Diese Wassermenge müssen wir täglich wieder zuführen. Beim Abbau von Nahrung entstehen etwa 0,3 Liter Wasser aus Oxidation, und feste Nahrung liefert noch einmal durchschnittlich 0,7 Liter Wasser. Daraus folgt: Wir müssen mindestens 1,5 Liter trinken, um den täglichen Wasserverlust wieder auszugleichen. Bei Fieber, schweißtreibender Arbeit oder sportlicher Betätigung erhöht sich der Flüssigkeitsbedarf entsprechend.

Wer da nicht für einen ausreichenden Flüssigkeitsausgleich sorgt, spielt mit seiner Gesundheit. Denn schon Flüssigkeitsverluste von nur 2% vermindern bereits unsere körperliche und geistige Leistungsfähigkeit. Unser Kurzzeitgedächtnis ist deutlich verschlechtert, ebenso die Reaktionszeit. Bei längerfristigem Flüssigkeitsdefizit kommt es zu einer Eindickung des Blutes. Je »zäher« aber das Blut wird, desto schlechter fließt es durch unsere Organe. Die werden nicht ausreichend mit Sauerstoff und Nährstoffen versorgt. Gleichzeitig werden die »Abfallprodukte« des Stoffwechsels schlechter abtransportiert. Das betrifft auch die Region der Hirngefäße.

Schon vor dem Durst trinken

Durst ist eigentlich ein Warnsignal des Körpers, dass ein Flüssigkeitsmangel besteht. Trinken Sie also vorbeugend, noch bevor ein Durstgefühl auftritt. In verschiedenen Situationen wird es unterdrückt oder nicht wahrgenommen, wie etwa beim Sport, in Stresssituationen und vor allem im höheren Lebensalter. Gerade ältere Menschen haben oft ein reduziertes Durstempfinden und »vergessen« zu trinken. Ihr Körper trocknet regelrecht aus. In vielen Fällen ist das auch die Ursache für Gedächtnis- und Orientierungsprobleme.

TIPPS ZUM RICHTIGEN TRINKEN

→ Trinken Sie »vorbeugend«, bevor Sie Durst verspüren.

→ Trinken Sie gleichmäßig über den Tag verteilt mindestens 1,5 bis 2 Liter.

→ Mehr Flüssigkeit (3 bis 4 Liter) brauchen Sie bei hohen Temperaturen, bei körperlicher Anstrengung oder wenn Sie eine Basenkur machen.

→ Getränke in »Reichweite« (am Arbeits- oder Trainingsplatz) erinnern an regelmäßiges Trinken.

→ Geeignete Getränke sind kalorienarm: Mineral- oder Leitungswasser, Kräuter- und Früchtetees, mit Wasser oder Tee verdünnte reine Fruchtsäfte.

→ Fruchtsäfte und Fruchtsaftgetränke, Limo oder Cola enthalten 90 bis 100g Zucker pro Liter und überschwemmen den Körper mit Säure. Also: Finger weg!

→ Alkohol und Kaffee wirken entwässernd und fördern ein Flüssigkeitsdefizit im Körper.

→ Älteren Menschen hilft oftmals ein schriftlich festgelegter Trinkplan.

Ob Ihr Wasserhaushalt in Ordnung ist, können Sie ganz leicht selbst herausfinden. Ein gutes Indiz ist nämlich die Farbe des Urins: Je dunkler sie ist, umso konzentrierter ist der Urin und umso notwendiger ist ein Nachschub an Flüssigkeit.

Was sollen wir trinken?

Die Deutsche Gesellschaft für Ernährung (DGE) empfiehlt Trinkwasser als Durstlöscher. Denn kaum ein Lebensmittel wird so regelmäßig und häufig kontrolliert wie das Leitungswasser aus der öffentlichen Wasserversorgung. Ideale Durstlöscher sind auch stille Mineralwässer oder Fruchtsaftschorlen, zum Beispiel die berühmte Apfelsaftschorle. Die enthaltenen zusätzlichen Mineralien bringen unseren Körper wieder in Schwung. Auch Früchte- und Kräutertees löschen den Durst auf gesunde Weise. Koffeinhaltige Getränke wie Kaffee und schwarzer Tee müsste man eigentlich noch bei der Trinkmenge abziehen. Ihr harntreibender Effekt führt nämlich zum Flüssigkeitsverlust.

Vorsicht mit Alkohol

Gegen gelegentlichen Genuss von Alkohol ist in der Regel nichts einzuwenden. Das Gläschen Wein kann schließlich auch vor Herzinfarkt schützen. Aber als Durstlöscher ist Alkohol ähnlich kontraproduktiv wie Kaffee. Der Grund: Es wird immer mehr Flüssigkeit ausgeschieden als aufgenommen. Zudem: Regelmäßiger Alkoholkonsum fördert das Übergewicht, weil Alkohol fast so viel Energie liefert (1 g Alkohol enthält sieben Kalorien) wie Fett und weil er den Fettabbau in unserem Körper hemmt. Zudem steigt nach Alkoholgenuss der Blutzuckerspiegel und damit der Insulinspiegel. Das kurbelt die fettbildenden Prozesse in unserem Körper so richtig an. Zu allem Übel fördert Alkohol

auch noch den Appetit, weil er die Magenschleimhaut stimu-
liert. Das ist aber lange noch nicht alles: Alkohol macht sauer!
Erstens führt er zu Flüssigkeitsverlust, zweitens schädigt er die
Niere, die dann verstärkt Basenmineralien ausscheidet statt resorbiert, und drittens reizen Wein, Bier und Sekt den Magen zu
übermäßiger Säureproduktion. Männer sollten deshalb pro Tag
nicht mehr als 20 Gramm (0,5 Liter Bier), Frauen nicht mehr als
10 Gramm (0,25 Liter Wein) Alkohol zu sich nehmen.

Trinken Sie gegen die Übersäuerung an

Zwischen unserem Säure-Basen-Haushalt und Wasser besteht
ein einfacher Zusammenhang: Unsere Nieren können nur
dann genügend Säuren ausscheiden, wenn diese Stoffwechsel-
reste vorher aus unserem Bindegewebe ausgeschwemmt worden sind und sie selbst auch mit ausreichend Wasser durch-

DAS RICHTIGE MINERALWASSER

Stille Wasser sind tief und gesund. Natürlich sollten Sie beim
Entsäuern nicht auf ein Mineralwasser zurückgreifen, das
selbst Säure, sprich Kohlensäure, enthält. Je nach Herkunft
haben Mineralwässer auch sehr unterschiedliche Mengen
an Mineralstoffen und Spurenelementen. Für »Entsäuerer«
ist vor allem der Gehalt an Natriumbikarbonat wichtig. Ihr
bevorzugtes Wasser sollte mindestens 600 Milligramm von
diesem auch Hydrogenkarbonat bezeichneten Mineralstoff
haben. Auch bei den Basenbildnern Kalzium und Magnesium
heißt es: je mehr, desto besser. Umgekehrt dagegen ist es
bei den Säurebildnern Chlorid und Sulfat.

spült werden. Am besten ist es, wenn Sie über den Tag verteilt kontinuierlich kleine Mengen, etwa 0,2 l, trinken. Die Neigung zur Magenentleerung steigt zunächst in Abhängigkeit von der Trinkmenge an. Wer mehr als einen halben Liter auf einmal trinkt, bewirkt allerdings das Gegenteil. Außerdem überdehnt zu viel Wasser Ihren Magen, was schnell Bauchschmerzen verursachen kann. Sie sollten also nicht das, was Sie tagsüber nicht getrunken haben, am Abend auf einmal nachholen.

Gesunde basische Ernährung

Wenn auch die Gesundheit von den verschiedensten Faktoren abhängig ist, so ist die Ernährung doch einer der wesentlichsten. Das Verhältnis der Nährstoffe in der Nahrung und der Energiegehalt müssen stimmen. Bei einer basischen Ernährung dürfen Sie weiterhin fast alles essen. Nur: Ihr Speiseplan muss überwiegend basisch sein.

Die Grundregel lautet: Essen Sie viermal so viel Basenspender wie Säurebildner!

Das entspricht in etwa dem Säure-Basen-Verhältnis in einem gesunden Körper. Und wer sich nach diesem Mengenverhältnis ernährt, hat gute Chancen, seinen übersäuerten Körper wieder ins Lot zu bringen. Die meisten Menschen essen mehr Säurebilder wie Fleisch, Fastfood, Weißmehl, Zucker, Kaffee, kohlensäurehaltige Getränke und Alkohol. Basenbilder wie Obst und Gemüse schlagen nur mit etwa 20 % oder noch weniger zu Buche. Umgekehrte Verhältnisse also.

Übrigens: In etwa treffen die Vorschläge zur basischen Ernährung auch die Empfehlung der Deutschen Gesellschaft für Ernährung (DGE), die zu einem gesunden Verhältnis von Proteinen, Fett und Kohlenhydraten rät, mit der zusätzlichen

Aufforderung, besonders viel Obst und Gemüse zu essen. Die optimale Balance der Nährstoffe kann natürlich nicht mit jeder Mahlzeit erreicht werden. Über einen längeren Zeitraum hinweg sollte man aber etwa 55 bis 60 % der täglichen Energiezufuhr als Kohlenhydrate, 25 bis 30 % als Fett und 10 bis 15 % als Eiweiß zu sich nehmen. Geht man von einem Tagesbedarf von rund 2.000 kcal aus, entspräche das 320 Gramm Kohlenhydraten, 60 Gramm Fett und 45 Gramm Eiweiß.

Basen kommen von außen

Während wir keine zusätzlichen Säuren benötigen, da sie sowohl von außen zugeführt werden als auch von unserem Körper produziert werden, müssen Basen regelmäßig von außen über die Nahrung zugeführt werden. Deshalb kommt es fast nie vor, dass wir zu basisch werden.

Welche Nahrung aber ist nun basisch, welche basenbildend, welche sauer und welche säurebildend? Lassen Sie sich da nicht vorschnell in die Irre führen: Nicht das, was sauer schmeckt, führt zur Übersäuerung, sondern das, was im Verdauungsprozess in unserem Körper zu Säure verstoffwechselt wird. So macht zu viel Zucker den Körper sauer, Essig oder Zitronensäure dagegen wirken sich basisch aus.

Noch etwas Grundsätzliches vorweg: Es kommt bei der Aufstellung Ihres Speiseplans nicht darauf an, von jetzt an nur noch basische Nahrungsmittel zu sich zu nehmen. In vielen sauren Nahrungsmitteln befinden sich wertvolle Mineralstoffe und Spurenelemente. Zudem ist das Verhältnis von Säuren zu Basen für die Funktion unserer Stoffwechselvorgänge im Organismus von großer Bedeutung. Wer 80 % basische und 20 % saure Speisen zu sich nimmt, unterstützt das Gleichgewicht zwischen Säuren und Basen. Wer etwa einmal in der Woche Fleisch mit Kartoffelpuffer isst, braucht deswegen keine Angst vor Übersäuerung zu haben.

Säurebildende Speisen

Sie enthalten ursprünglich keine Säuren. Während des Verdauungsprozesses und der Weiterverwertung in unseren Zellen entstehen jedoch saure Substanzen. Viele unserer Grundnahrungsmittel wie etwa Zucker, Weißmehl oder Eiweiß zählen zu den Säurebildnern. Trotzdem müssen wir sie zu uns nehmen, dann aber in Maßen oder wie beim Eiweiß mit pflanzlichem Eiweiß als die gesündere Variante.

Die größten Säurebildner sind Zucker und zuckerhaltige Speisen (Haushaltszucker, Schokolade, Kuchen, Eiscreme, Bonbons, Marzipan), Weißmehl und Weißmehlprodukte (Weißbrot, Toastbrot, Nudeln), Kaffee, Alkohol.

Säurelieferanten

Sie kommen von vornherein schon mit sauren Substanzen wie Schwefel, Phosphor, Chlor, Jod, Silizium oder Fluor auf unseren Tisch. Manche wie etwa Fleisch oder Wurst sind zusätzlich Säurenbildner, sodass sie in unserer Basenbilanz doppelt negativ zu Buche schlagen. Das heißt aber wiederum nicht, dass wir nicht Jod, Phosphor oder Fluor bräuchten. Das sind natürlich lebenswichtige Spurenelemente.

Die größten Säurelieferanten sind Fleisch- und Wurstwaren, Wild und Geflügel, Eier (Eiweiß ist säureüberschüssig, Dotter ist basisch), Käse, Quark.

Basische oder basenbildende Nahrungsmittel

Diese enthalten meist auch noch wichtige basische Mineralstoffe wie Natrium, Kalium, Eisen, Zink oder Mangan. Es sind in erster Linie Kartoffeln, Gemüse, Obst, stille Mineralwässer und viele der herkömmlichen Gewürze wie Petersilie, Thymian und Schnittlauch. Auch saures Obst wie Zitronen bildet nach dem Stoffwechsel Basen im Körper.

Die besten Basenlieferanten sind Gemüse (allen voran die Kartoffel), Obst, rohe Milch, stilles Mineralwasser, Kräuter.

Neutrale Nahrungsmittel

Sie tragen kaum etwas zur Neutralisierung von Säuren bei, wirken selbst aber auch nicht sauer.

Neutrale Nahrungsmittel sind kaltgepresste Öle, Leitungswasser, Butter, Walnüsse.

Säure-Basen-Tabellen

Es kursieren viele verschiedene Tabellen und Hitlisten von basischen Nahrungsmitteln, die nur auf Grundlage der Säure- oder Basenbildung erstellt sind. Dabei hat man die Salze untersucht, die nach der Verbrennung des jeweiligen Nahrungsmittels in der Asche zurückgeblieben sind. Andere Tabellen schließen noch Kalorienzahl oder Mineralstoffgehalt mit ein oder messen die Wirkung bestimmter Lebensmittel auf den Urin-pH-Wert. Als säurebildend werden dann die Lebensmittel bezeichnet, deren Verzehr eine Ansäuerung des Urins bewirkt. Basenbildend sind jene, deren Verzehr eine Alkalisierung hervorruft.

Bei einer anderen Methode (nach Sander) wird der Gehalt an basenbildenden Mineralstoffen (Kalium, Kalzium, Magnesium) dem an säurebildenden (Phosphor, Schwefel, Chlor) gegenübergestellt. Die Gesamtbilanz bestimmt dann die Einteilung in »Basen- oder Säureüberschuss«.

Alle diese Methoden geben meist nur einen mehr oder weniger großen Teilaspekt unseres sehr komplexen Säure-Basen-Haushaltes wieder. Zudem haben die Tabellen nicht selten sehr widersprüchliche Einteilungen. Weitgehende Einigkeit besteht allerdings bei den Ernährungswissenschaftlern, was die grundsätzliche Einteilung in Lebensmittelgruppen angeht.

Reduzieren Sie folgende Lebensmittel: Weißer Zucker, raffiniertes Weißmehl, raffinierte Fette und Öle, Kaffee, Alkohol, Cola, Schokolade, Bonbons, Wurst, Fleisch, Fisch.

Diese Lebensmittel gleichen Übersäuerungsprobleme aus: Kartoffeln, Milch, Sahne, Quark, frische Molke, Mandeln, Paranüsse, Dörrfrüchte (außer Aprikosen), Obst, Gemüse.

ÜBERBLICK LEBENSMITTEL

Stark säurebildend:	**Schwach säurebildend:**
→ Fleisch, Wurst	→ Quark
→ Fisch	→ Sahne
→ Eier	→ Vollkornprodukte
→ Käse	→ Nüsse
→ Süßwaren	
→ Weißmehlprodukte	
→ Alkohol	
→ Kaffee	

Stark basenbildend:	**Schwach basenbildend:**
→ Blattsalate	→ Milch
→ Gemüse	→ Trockenobst
→ Obst	→ Pilze
→ Kartoffeln	→ Hülsenfrüchte

Fitmacher Soja

Die Sojapflanze gehört zu den gesündesten Lebensmitteln überhaupt: Sie ist reich an Eiweiß, Mineralstoffen, Vitaminen und mehrfach ungesättigten Fettsäuren – und nicht zu vergessen basisch! Die bekanntesten Lebensmittel aus Soja sind Sojamilch und Tofu.

Eiweiß – Baustein des Lebens

Eiweiße sind die Bausteine des Lebens. Unsere 20 bis 40 Billionen Körperzellen bestehen hauptsächlich aus Wasser und Eiweiß, vom Fett einmal abgesehen. Sie sind in allen Organen zu finden und ein Hauptbestandteil der Muskulatur. Allein unser Immunsystem bringt 1,5 Kilogramm reines Eiweiß auf die Waage. Eiweiß bestimmt auch über Funktion und Struktur unseres Körpers und übernimmt wichtige Steuerfunktionen. Auch unsere Power-, Glücks- und Schlankmacherhormone bestehen aus Eiweiß. So ist der stärkste »Fettofen« das Wachstumshormon (Somatotropin, SDH). Es lässt die Fettpolster im Schlaf schmelzen. Auch das Wachhormon ACTH, das morgens ins Blut geleitet wird, sorgt dafür, dass wir weiter Fett verbrennen. Als so genannte Enzyme steuern Eiweiße lebenswichtige Körperfunktionen. Ohne Eiweiß geht also nichts!

Eiweiße werden in der Fachsprache auch Proteine genannt. Und in unserem Körper sind sie alle aus 20 verschiedenen Bausteinen, den so genannten Aminosäuren, aufgebaut. Die Proteine unterscheiden sich nicht nur in ihrer Länge, sondern ähnlich einer Perlenkette auch in »Form« und »Farbe«. Denn die Aminosäuren werden in unterschiedlichen Mustern und Reihenfolgen aneinandergereiht und ergeben zusammenge-

AUFGABEN DER PROTEINE

1. **Baustoff:** Eiweiß liefert als einziges Nahrungsmittel das Material zum Aufbau von Zellen und Gewebe.
2. **Transportfunktion:** Proteine dienen im Blut als Transportmittel für Substanzen wie Cholesterin, Vitamine, Eisen, Medizin etc.
3. **Strukturfunktion:** Proteine sind Bestandteile von Zellmembranen (Keratin, Kollagen etc.).
4. **Kontraktile Funktion:** Bestimmte Proteine sind wesentlich für die Muskelkontraktion.
5. **Schutz- und Abwehrfunktion:** Antikörper und Gerinnungsfaktoren sind aus Proteinen aufgebaut.
6. **Energiefunktion:** Als Energiequelle verwendet unser Körper Eiweiß erst, wenn die Kohlenhydrat- und Fettspeicher aufgebraucht sind, etwa bei längeren Hungerperioden. In einem komplizierten chemischen Prozess wird dann in der Leber aus einigen Aminosäuren Glukose als Energielieferant hergestellt.

dreht eine dreidimensionale Struktur, die man am ehesten mit einem Wollknäuel vergleichen kann. Löst sich dieses Knäuel etwa durch Hitzeeinwirkung auf, so verliert das Eiweiß seine Funktion.

Eiweiß in der Nahrung

Das Eiweiß, das wir mit der Nahrung aufnehmen, hat eine andere Aminosäurenkombination als unser Körpereiweiß. Deswegen werden sie im Darm in ihre Bestandteile zerlegt und entsprechend der jeweiligen Aufgabe wieder zusammengesetzt. Dazu muss der Körper ständig über die Nahrung mit allen essenziellen Aminosäuren versorgt werden. Ist die Herstellung neuer Proteine gestört, kann es zum Ausfall lebenswichtiger Funktionen unseres Organismus kommen.

Die Eiweißverdauung beginnt im Magen unter dem Einfluss des Enzyms Pepsin. Die Hauptarbeit leistet jedoch dann der Dünndarm. Die Enzyme, die dafür nötig sind, die Peptidasen, werden etwa 10 bis 20 Minuten nach dem Essen in der Bauchspeicheldrüse und dem Magen gebildet. Damit diese Enzyme ihre Arbeit verrichten können, muss wie bei allen anderen Enzymen im Dünndarm ein basisches Milieu herrschen. Erst wenn alles Eiweiß verbraucht ist, stoppt die Enzym-Produktion.

Essenzielle Aminosäuren finden sich hauptsächlich in tierischem Eiweiß wie Fleisch, Fisch, Milch, Eiern und Käse. Aber auch pflanzliche Nahrungsmittel enthalten diese wichtigen Proteinbausteine. Nicht jedes pflanzliche Nahrungsmittel kann allerdings mit allen essenziellen Aminosäuren aufwarten. Und fehlt dem Körper nur eine wichtige Aminosäure, so ist die Zusammensetzung der Proteine nicht mehr gewährleistet.

Die tägliche Menge an Eiweiß sollte 0,8 Gramm pro Kilogramm Körpergewicht oder 20% der aufgenommenen Kalorien nicht überschreiten. Das entspricht bei »Normalgewichtigen« etwa 45 bis 55 Gramm Eiweiß. Untersuchungen zeigen jedoch, dass der Bundesbürger zu viel Eiweiß zu sich nimmt. Das stimmt so aber nicht ganz. Wir nehmen unumstritten zu viel eiweißreiches Fett zu uns. Kaum jemand wird sich jedoch zu viel Mais, Linsen, Hirse, Weizen, mageren Frischkäse oder Hülsenfrüchte einverleiben. Eiweiß braucht der Körper dringend, aber ohne Fett!

Eiweiß ist nicht gleich Eiweiß

Wie gut ein Eiweiß für uns ist, welche so genannte biologische Wertigkeit es hat, hängt davon ab, wie gut unser Körper daraus eigenes Material bauen kann. Die Wertigkeit gibt an, wie viel Gramm körpereigenes Eiweiß man aus 100 Gramm Lebensmittel-Eiweiß gewinnen kann. Je ähnlicher das dem Protein des Organismus ist, desto besser können wir das Eiweiß verwerten und desto höher ist die biologische Wertigkeit. Tierische Proteine sind da den menschlichen näher verwandt und können so besser zum Aufbau körpereigener Proteine genützt werden. Pflanzliches Protein enthält neben der minderen biologischen Wertigkeit auch noch weniger essenzielle Aminosäuren. Dafür nimmt man mit ihm weniger Fett als Begleitstoff auf. Ein ausgewogenes Verhältnis zwischen pflanzlichem und tierischem Eiweiß in der Nahrung liefert sogar die höchste biologische Wertigkeit.

Pflanzliche und tierische Eiweiße kombinieren

Wer tierische und pflanzliche Lebensmittel gemeinsam verzehrt, erreicht eine besonders hohe biologische Wertigkeit, da sich diese Nahrungsmittel in der Zusammensetzung ihrer Aminosäuren ergänzen.

PROTEIN-GEMISCH	VERHÄLTNIS	BIOLOGISCHE WERTIGKEIT
Bohnen und Mais	52 : 48	101
Milch und Weizen	75 : 25	105
Ei und Weizen	68 : 32	118
Ei und Milch	71 : 29	122
Ei und Kartoffel	35 : 65	137

Eiweiß macht sauer

Wird mehr Eiweiß mit der Nahrung aufgenommen, als man benötigt, so dient es als Energielieferant. Gegenüber Kohlenhydraten und Fetten hat es aber mehrere Nachteile:

→ Jedes Protein enthält Stickstoff, den unsere Nieren über den Harn ausscheiden müssen. Das erhöht das Risiko für Nierensteine erheblich. Denn zum Abpuffern der Säure setzt unser Körper Kalzium aus den Knochen frei. Aus diesen können sich Kalziumoxalat- oder Kalziumphosphatsteine bilden. Gleichzeitig sinkt die Zitronensäurekonzentration – ein wichtiger Schutzmechanismus vor Nierensteinen, denn Zitronensäure bildet mit Kalzium leicht lösliche Stoffe, die unser Körper mit dem Urin ausscheiden kann.

→ Eine Verdoppelung der Proteinzufuhr steigert bei konstant gehaltener Kalzium- und Phosphoraufnahme die Kalziumkonzentration im Urin um etwa 50%. Unsere Nieren scheiden also vermehrt wertvolles basisches Kalzium aus, was auf die Dauer zu Osteoporose führen kann.

→ Unverdaute Aminosäuren gelangen täglich in den Dickdarm und werden dort zersetzt. Dabei entsteht unter anderem Ammoniak, der den pH-Wert im Dickdarm ansteigen lässt. Einige Ärzte gehen davon aus, dass dadurch das Risiko für Dickdarmkrebs steigt.

→ Untersuchungen zeigen auch, dass die Zellen in den Zwischenwänden Eiweiß speichern können. Die Verdickung der Membran der kleinen Blutgefäße kann mit die Ursache von typischen Zivilisationskrankheiten wie Arteriosklerose, Herz-Kreislauferkrankungen oder Altersdiabetes sein.

→ Vor allem ein Zuviel an tierischem Eiweiß führt auf Grund der hohen biologischen Wertigkeit zur Verschlackung des Körpers.

→ Nukleinsäuren und Aminosäuren vom Fleischverzehr wirken säuernd, weil sie zu den anorganischen Säuren Phosphorsäure und Schwefelsäure umgewandelt werden. Die können nicht weiter abgebaut werden und müssen mit Basen neutralisiert und durch die Nieren ausgeschieden werden. Je mehr Fleisch wir also konsumieren, desto mehr Basen brauchen wir zur Ausscheidung.

Fett – die zweitwichtigste Energiequelle

Fett ist der Dickmacher Nummer Eins, denn ein Gramm liefert neun Kalorien. Und jedes Gramm, das wir nicht verbrennen, macht sich in unserem Körper breit. Sichtbar als Hüftring und unsichtbar in den Gefäßinnenwänden, was schließlich zum Herzinfarkt führt. Das Hinterlistige ist: Der Körper verfettet still und heimlich über Jahre hinweg. Aber Fette gehören auch zu den Grundnahrungsmitteln, aus denen unser Körper Energie gewinnt. Sie liefern viel mehr Energie als Kohlenhydrate und Eiweiß. Trotzdem: Unsere Zellen bevorzugen glukosehaltige Stärke – also Kohlenhydrate – als Energielieferanten, denn der Fettumbau ist kompliziert.

Über die Nahrung durchlaufen die Fette, zu denen auch das Cholesterin gehört, verschiedene Umbau- und Spaltungsprozesse und gelangen dann als so genannte Blutfette ins Blut. Blut besteht aber hauptsächlich aus Wasser, sodass diese Fette als nichtlösliche, ölige Tropfen schnell unsere Blutgefäße vollständig verstopfen würden. Darum werden die Blutfette für den Transport in kleine »Eiweißhülsen« verpackt, die so genannten Lipoproteine. So umschlossen können die Blutfette die Gefäße nicht verstopfen. Je mehr Eiweiß und je weniger Fett diese Lipoproteine enthalten, desto magerer und dichter sind sie. Sie heißen dann High Density Lipoprotein, HDL oder »gutes« Cholesterin. Das »böse« fette Cholesterin ist im Gegensatz dazu Low Density Lipoprotein (LDL).

HDL schafft das Cholesterin aus dem Blut zur Leber, wo es ausgeschieden wird. Das fette LDL holt Cholesterin aus der Leber ins Blut, wo es auf die Zellen verteilt wird. Wenn die aber schon genug LDL haben, schwimmt es weiter im Blut, und der Blutfettwert steigt immer weiter an, bis das »böse« Cholesterin an den Wänden der Blutgefäße mit den bekannten Folgen andockt: Arteriosklerose und Herzinfarkt.

Fett ist nicht gleich Fett

Das Ziel ist nicht die fettfreie Nahrung, sondern der Umstieg auf die »richtigen« Fette. Unser Cholesterinspiegel wird nämlich entscheidend von der Art der Fette bestimmt, die wir zu uns nehmen. Beziehungsweise von deren wichtigsten Bausteinen, den Fettsäuren. Hier gibt es gesättigte, einfach ungesättigte und mehrfach ungesättigte Fettsäuren. Nehmen wir mit der Nahrung verstärkt einfach und mehrfach ungesättigte und weniger gesättigte Fettsäuren auf, kann die Leber mehr vom schädlichen LDL-Cholesterin aus dem Blut aufnehmen und damit die LDL-Cholesterinkonzentration im Blut senken. Das vermindert das Arteriosklerose-Risiko.

Gesättigte Fettsäuren finden sich in tierischen Fetten (Sahne, Fleisch, Wurst, Butter), während pflanzliche Fette (Rapsöl, Olivenöl, Sojaöl) reich an ungesättigten Fettsäuren sind. Letztere kann unser Körper nicht selbst herstellen. Sie sind also essenziell und wir müssen sie täglich mit der Nahrung zuführen. Idealerweise sollte das Fett, das wir mit der Nahrung aufnehmen, nur zu 1/4 aus gesättigten Fettsäuren bestehen und die tägliche Menge an Cholesterin 200 mg nicht überschreiten. Mehrfach ungesättigte Fettsäuren stellen allerdings in großer Menge ein Gesundheitsrisiko dar. Es kann zu verstärkter Radikalenbildung im Körper kommen und so zu einem erhöhten Krebsrisiko. Diese Gefahr besteht bei den stabileren, einfach ungesättigten Fettsäuren nicht. Auch aus diesem Grund ist die Aufnahme solcher Fettsäuren als äußerst positiv zu bewerten. Eine weit verbreitete einfach ungesättigte Fettsäure ist die Ölsäure. Sie ist in großen Mengen im Olivenöl und Erdnussöl enthalten.

Verwenden Sie also für Ihre Salate Olivenöl, Maiskeimöl, Weizenkeimöl oder Sonnenblumenöl. Zum Braten eignet sich Olivenöl und Rapsöl. Öle mit einem hohen Gehalt an mehrfach ungesättigten Fettsäuren wie Distel-, Hanf- oder Leinöl dürfen nicht erwärmt oder heißen Speisen zugesetzt werden.

Omega 3 oder wie viel Fisch braucht der Mensch?

Bereits 1944 stellte der britische Biochemiker Dr. Hugh Sinclair fest, dass bei den in Kanada und Alaska lebenden Eskimos Herz-Kreislauf-Erkrankungen nahezu unbekannt waren. Der Zusammenhang mit deren fischreicher Ernährung wurde allerdings erst in den 70er-Jahren bestätigt. Fette Kaltwasserfische wie Lachs, Hering und Makrele sind nämlich reich an so genannten Omega-3-Fettsäuren. Diese Gruppe von hoch ungesättigten Fettsäuren ist auch in der Muttermilch enthalten und für die Entwicklung unseres Nervensystems notwendig. Mittlerweile haben eine ganze Reihe von Studien gezeigt, dass sie auch den Blutdruck senken, Ablagerungen in den Gefäßen reduzieren und Entzündungen, ja sogar die Bildung einiger Krebsarten hemmen können.

Vorbeugend soll man täglich etwa 0,5 Gramm Omega-3-Fett-säuren zu sich nehmen. Diese Menge hätte man schon mit 10 Gramm Lachs oder Hering erreicht. Andere Fischarten haben wesentlich weniger, bei schon verarbeitetem Fisch wie etwa Fischstäbchen strebt das »gesunde« Fett gegen null. Aber wer isst schon jeden Tag Fisch? Hilfe kommt da von unseren beliebten Pflanzenölen. Wer seine Salate mit Ölen anmacht, die besonders viel Alpha-Linolensäure enthalten wie Raps-, Soja-, Walnuss- oder Leinöl, sorgt dafür, dass sein Herz und die seiner Familie länger höher schlagen.

Fett allein macht nicht fett

Nicht das Nahrungsfett allein fördert die Fettzellenbildung, sondern die Kombination von Fett und kurzkettigen Kohlenhydraten wie Kuchen, Weißbrot und Süßigkeiten. Wenn wir nach dem Essen einen süßen Nachtisch verspeisen, sorgen wir

TIPPS GEGEN DEN SCHNELLEN FETTEINBAU

→ Süßes und Fettes nicht zusammen mit Kohlenhydraten essen.

→ Zuckerhaltige Speisen sollten möglichst wenig Fett enthalten (Sahnepuddings, Schokoaufstriche etc.).

→ Fetthaltige Speisen sollten keinen Zucker enthalten.

→ Schnell lösliche Kohlenhydrate ersetzen durch ballaststoffreichere Nahrung (helle Teigwaren gegen Vollkornprodukte).

→ Süße Nachspeisen und gesüßte Getränke nicht sofort als Nachspeise essen, sondern 1 bis 2 Stunden warten.

selbst dafür, dass bestimmte Enzyme (Lipoproteinlipasen, LPL) schon den Fetteinbau im Bauchpolster vorbereiten. Und nicht zu vergessen: Wir verpassen unserem Körper eine Säureflut!

Die schlimmsten Fettlieferanten

Grundsätzlich gilt die Regel: Finger weg von allem, was eine »Pelle« hat. Wurstsorten wie Leber-, Mett- oder Bockwurst sind nämlich starke Fettlieferanten. Überhaupt »verstecken« sich Fette gerne in Käse, Wurst, Schokolade, Gebäck, Kakao-Brotaufstrichen, frittierten Speisen und Fertiggerichten. Nur etwa ein Drittel stammt aus sichtbaren Fetten wie Margarine, Butter, Schmalz und Pflanzenölen.

Da die meisten »tierischen« Lebensmittel außer den ungünstigeren gesättigten Fettsäuren reichlich Cholesterin enthalten, sollten grundsätzlich pflanzliche Nahrungsmittel bevorzugt werden. Die wichtigen essenziellen Fettsäuren findet man in den pflanzlichen Ölen: Oliven-, Raps-, Distel-, Sonnenblumen- und Maiskeimöl. Auch Seefisch liefert wertvolle Fettsäuren (Omega-3-Fettsäuren), ist allerdings auch zu den Säurebildnern zu rechnen. Und wer beim Zubereiten Gartechniken anwendet, die kein oder wenig Fett benötigen (Dünsten, Dämpfen, Schmoren, beschichtete Pfannen), spart weitere Kalorien.

Übersäuerung durch Fett

Die Fettsäuren können von der Mehrzahl unserer Körperzellen nicht selbst abgebaut werden, sondern müssen den Umweg über die Leber nehmen. Übrigens: Etwa 80% des Cholesterins braucht unsere Leber, um daraus den basischen Gallensaft herzustellen, der dann zur Fettverdauung und Neutralisierung der Magensäure wieder in den Dünndarm geschickt wird. Aus einem Teil des umgewandelten Fettes entstehen so genannte Ketonkörper. Die gelangen von der Leber wieder in die Körperzellen, wo sie zu Energie verbrannt werden können. Unser Herz, die Nieren, aber auch Nervenzellen bedienen sich dieser »Alternativenergie«, wenn wir zu wenig Kohlenhydrate gegessen haben und damit Glukose fehlt oder eine der zweifelhaften Nulldiäten machen. Etwas Keton haben wir deswegen immer im Blut und auch im Urin. Ungesund wird es erst, wenn Fett Glukose als Hauptenergiequelle ablöst. Übermäßig viele Ketonkörper lassen dann den pH-Wert unseres Körpers sinken, und unser Blut übersäuert. Dadurch entsteht eine Stoffwechselentgleisung wie zum Beispiel die Ketonazidose. Wenn Ketone erst einmal mit einem Teststreifen im Urin entdeckt werden können, ist Gefahr im Verzug.

Zu so einem ungehemmten Fettabbau kommt es aber selten. Bei Diabetes zum Beispiel führt Insulinmangel dazu, dass verstärkt Fett aus dem Gewebe abgebaut und in der Leber Fettsäuren in Ketone umgewandelt werden. Auch längere Hungerperioden lassen unseren Körper auf diese alternative Energieform ausweichen. Übrigens: Auch unsere »sauren« Stresshormone wie Adrenalin und Noradrenalin regen zusätzlich die Bildung von Ketonen an.

Kohlenhydrate – der Energiespender Nummer Eins

Zucker, Stärke und Zellulose sind Kohlenhydrate. Sie sind neben Fett und Eiweiß der dritte Hauptnährstoff. Genauer gesagt: der erste unter ihnen. Denn unsere Zellen bevorzugen eindeutig Glukose als Energiequelle. Sie verbrennen sie in ihren kleinen Kraftwerken, den Mitochondrien. Was übrig bleibt, ist Kohlenstoff, Wasserstoff und Sauerstoff.

Die Verdauung der Kohlenhydrate beginnt im Mund. Schon beim Kauen wird die Bauchspeicheldrüse informiert, dass Kohlenhydrate auf dem Weg in den Dünndarm sind. Dort werden sie schon von den Enzymen aus der Bauchspeicheldrüse empfangen und weiter zerlegt. Und zwar in die Einfachzucker (Monosaccharide) Glukose, Fruktose und Galaktose. Vom Darm aus gelangen sie dann ins Blut und werden auf die Organe verteilt.

Die Verteilung der Energie

Einer der wichtigsten Glukosespeicher ist die Leber, wo die Glukose unter dem Einfluss von Insulin aus der Bauchspeicheldrüse in Glykogen verwandelt wird. Als solches kann es die Leber nicht mehr verlassen. Die Folge ist ein niedriger Blutzuckerspiegel und damit auch eine Verminderung der Insulinausschüttung. Braucht der Körper dann wieder Energie in Form von Glukose, so führt der niedrige Insulinspiegel dazu, dass bestimmte Enzyme (Phosphorylasen) das Glukogen wieder so zurückverwandeln, dass es die Leber verlassen kann. Der Speicherplatz der Leber ist mit etwa 150 Gramm schnell voll. Deshalb kann ungefähr noch einmal so viel Glykogen in den Muskeln abgelegt werden. Auf diese Glykogenspeicher greift unser Körper bei körperlichen Anstrengungen zuerst zurück.

Was nicht in den Speichern landet, gelangt über das Blut in die Organe und Körperzellen, wo es direkt in Energie umgewandelt und verbraucht wird. Mit Hilfe von Sauerstoff wird hier die Glukose zu Kohlendioxid und Wasser verbrannt (Glykolyse). Dabei spielen Mineralstoffe wie Magnesium, Kupfer, Mangan und die Vitamine B1, B6, Biotin und Nicotinamid eine wichtige Rolle. Ist jetzt noch Glukose übrig und die Glykogenspeicher voll, dann wird sie im Körper deponiert. Dazu muss sie aber zuerst in Fett umgewandelt werden.

Arten von Kohlenhydraten

Kohlenhydrate werden unterteilt in:

→ Einfachzucker (Monosaccharide), z.B. Fruchtzucker, Traubenzucker. Vorkommen: Obst, Honig

→ Zweifachzucker (Disaccharide), z.B. Malz-, Milch- oder Haushaltszucker. Vorkommen: Zuckerrohr, Zuckerrübe, Bier, Gerste, Milchprodukte

→ Vielfachzucker (Polysaccharide), z.B. pflanzliche und tierische Stärke. Vorkommen: Kartoffeln, Getreide, Hülsenfrüchte

Die Aufstellung zeigt schon, dass Kohlenhydrat nur ein anderes Wort für Zucker ist. Und Zucker ist der Energielieferant Nummer Eins. Dabei liefern Einfach- und Zweifachzucker praktisch sofort Energie, erhöhen sofort den Blutzuckerspiegel. Vielfachzucker (Stärke) müssen dagegen zur Verwertung erst aufgespalten werden, erhöhen also den Blutzuckerspiegel langsam.

Kohlenhydrate in der Nahrung

Wie wir gesehen haben, sind Kohlenhydrate unsere wichtigste Energiequelle. Aber: Kohlenhydrate sind auch mit das Schädlichste, was wir unserem Körper antun können. Und zwar in Form von Zucker, denn Kohlenhydrate sind nichts anderes als verschiedene Formen von Zucker. Industriell hergestellter Zucker aus Kuchen, Schokolade, Würfelzucker oder Süßigkeiten überschwemmt beim Verdauungsprozess unseren Körper mit Säure. Unser Speichel wird sauer mit der Folge, dass Kalzium aus dem Schmelz unserer Zähne gelöst wird. Und Bakterien und Pilze in unserem Darm warten nur darauf, mit Zucker gefüttert zu werden und dann Säure auszuscheiden. Aber Zucker bildet nicht nur Säuren, er raubt uns auch noch die basischen Mineralien, die diese Säuren neutralisieren könnten. Und um aus Kohlenhydraten Glukose für die Energiegewinnung in den Zellen herzustellen, verbraucht unser Organismus das wichtige Nervenvitamin B1. Ein Mangel führt zu verstärkter Milchsäurebildung in unseren Zellen. Vitamin B1 wird nicht in größeren Mengen gespeichert, sondern muss laufend zugeführt werden. Gerade die viel verwendeten Lebensmittel wie Haushaltszucker, Weißmehl oder auch polierter Reis enthalten überhaupt kein Vitamin B1. Wer sich hauptsächlich von diesen Produkten ernährt, dem fehlt irgendwann Vitamin B1. Ein wichtiges Vitamin auch für unser ganzes Nervensystem. Zu guter Letzt macht Zucker auch noch dick, weil nicht verbrauchte Zuckermengen zu Fett umgebaut und im Körper eingelagert werden.

Zucker und Insulin – wie Pech und Schwefel

Last but not least treibt Zucker ein gefährliches Spiel mit unserem Blutzuckerspiegel. Der wird kontrolliert von einem Hormon unserer Bauchspeicheldrüse, dem Insulin. Es öffnet gewissermaßen dem Zucker die Türen zu den Körperzellen. Sind unsere Zellen nun nicht in der Lage, so viel Zucker zu verarbeiten, bleibt er im Blut. Worauf unsere Bauchspeicheldrüse noch mehr Insulin produziert, um die Zellen doch noch zu überzeugen, den Zucker zu verwerten. Die werden aber langsam resistent gegen den Insulinreiz, worauf unsere Bauchspeicheldrüse noch mehr Insulin ausschüttet. Verstärkt wird der Effekt durch mangelnde körperliche Aktivität. Bei

»Bewegungsmuffeln« werden die Andockstellen für das Insulin an den Muskelzellen immer »fauler«, das Hormon kann nicht mehr so gut wirken. Die Folge dieses Teufelskreises nennt der Arzt Diabetes mellitus Typ II.

Gute Kohlenhydrate – schlechte Kohlenhydrate

Sie werden jetzt bestimmt fragen, was es mit all den gesunden Nudeln und Kartoffeln auf sich hat. Ganz einfach: Sie gehören nicht zu der Sorte einfacher und »schneller« Zucker. Denn die komplexeren Kohlenhydrate, auch Vielfachzucker genannt, führen zu einem geringeren und langsameren Anstieg des Blutzuckers. Neben Zucker versorgen diese Nahrungsmittel unseren Körper auch mit wichtigen Ballaststoffen, Vitaminen, Mineralstoffen und Spurenelementen. Dabei heißt in diesem Fall »Ballast« auf keinen Fall überflüssig. Vielmehr sind die Ballaststoffe wichtig für die Darmtätigkeit. Bei den meisten Magen-Darm-Erkrankungen wurde ein Mangel an diesen Stoffen festgestellt.

Bevorzugt sollte man sich an stärkehaltige Nahrungsmittel halten. Besonders wenn sie noch zusätzlich Ballaststoffe enthalten. Denn diese längerkettigen Kohlenhydrate (Polysaccharide oder Glukose) werden erst durch die Verdauung in einzelne Zuckerbausteine gespalten und erhöhen so nur langsam den Blutzuckerspiegel. Außerdem hält das Sättigungsgefühl länger an als zum Beispiel bei Einfachzucker.

Beispiele für stärkehaltige Nahrungsmittel sind: Kartoffeln, Brot, Vollkornprodukte, Nudeln, Müsli. Frisches Obst ist ebenfalls empfehlenswert, weil es neben Ein- und Zweifachzuckern auch lebenswichtige Vitamine und Mineralstoffe bereitstellt.

Sparsam umgehen sollte man mit Haushaltszucker, Honig, Süßigkeiten und zuckerreichen Getränken, weil sie ganz wenig Vitamine und Mineralstoffe enthalten und zudem die Sättigungswirkung eher bescheiden ausfällt.

Ballaststoffreiche Mahlzeiten

Ballaststoffe sorgen für einen besseren Ausgleich des Blutzuckerspiegels und verlangsamen so den Fettaufbau. Diese den Kohlenhydraten zugeordneten, unverdaulichen pflanzlichen Faserstoffe füllen zudem den Magen und verlängern das Sättigungsgefühl. Daneben wird die Darmflora unterstützt.

Man unterscheidet zwischen wasserlöslichen und wasserunlöslichen Ballaststoffen:

→ Die löslichen Ballaststoffe binden Wasser und quellen dabei auf (Quellstoffe). Sie werden durch Bakterien zu Fettsäuren und Gasen abgebaut.

→ Die nichtlöslichen Ballaststoffe (Zellulose, Lignin) können kein Wasser binden und werden als Füllstoffe bezeichnet. Sie werden kaum verdaut und mit dem Stuhl ausgeschieden. Das Stuhlvolumen wird dadurch deutlich erhöht und die Verdauung verbessert.

Eine ballaststoffreiche Kost sollte aus verschiedenen frischen Vollwertprodukten bestehen: frisches Obst und Gemüse, Vollkorngetreide, Brot und Beilagen sowie Bohnen und andere Hülsenfrüchte. Erwachsene sollten täglich mindestens 30 Gramm Ballaststoffe zu sich nehmen.

Einfach basisch mit Obst und Gemüse

Schlank sein wollen wir doch alle – und natürlich schön und möglichst lange jung. Das Wichtigste aber ist es, gesund zu sein. Denn wer krank ist, wer chronisch übersäuert ist, der ist meist übergewichtig, altert schneller und ist schlecht gelaunt. Und Schönheit, sagt man, kommt auch von innen. Richtige Ernährung leistet also ihren Beitrag.

Gesunde Ernährung schmeckt!

Gesunde Ernährung hat nichts mit Verzicht oder Körnernahrung zu tun. Vielmehr ist es ein Neuentdecken von unverfälschtem Geschmack.

Was man allein aus dem Basenspender par excellence – der Kartoffel – für wohlschmeckende Speisen zaubern kann, zeigt der Rezeptteil. Das gilt auch für einen Speiseplan, auf dem Obst und Gemüse möglichst oft vorkommen. Denn nichts schmeckt natürlicher und liefert mehr und besser verwertbare lebenswichtige Substanzen für unseren Körper als Obst und Gemüse. Beide rangieren in den Säure-Tabellen fast ausschließlich im basischen Bereich.

Obst schmeckt oft sauer, werden Sie jetzt sagen. Das ist nur ein scheinbarer Widerspruch, denn so genannte organische Säuren wie Zitronen-, Apfel- oder Essigsäure wirken sich in unserem Körper letztlich basisch aus.

Auch Sauerkraut, das wie Jogurt Milchsäure enthält, wirkt sich auf unsere Darmflora außerordentlich positiv aus. Es bekämpft Fäulnisbakterien und regt die Ausscheidung von Giftstoffen an.

Obst und Gemüse oder Früchte, wie beide zusammenfassend genannt werden, gehören also so oft wie möglich auf den Speiseplan. Sie liefern je nach Sorte Kohlenhydrate, Aminosäuren, Vitamine, Mineralstoffe, Spurenelemente, Enzyme, organische Säuren, Gerbstoffe und Aromastoffe.

Untersuchungen haben längst erwiesen, dass die Kombination dieser Stoffe, wie sie in Obst und Gemüse ganz natürlich vorkommen, eine vielfach höhere Wirkung erzielt als die einzelnen Substanzen.

Die verborgenen Kräfte von Obst und Gemüse

Warum stecken Pflanzen all die für uns so wertvollen Nährstoffe in ihre Früchte, fragt man sich? Sicher nicht, um uns Menschen etwas Gutes zu tun. Vielmehr sind die Früchte die wichtigsten Fortpflanzungsorgane der Pflanzen. Und da sie nicht wie Tiere ihren Standort verändern können, um ihre Samen zu verbreiten, stecken sie diese in wohlschmeckende, gut riechende und schön anzusehende Früchte, die gerne von Lebewesen gefressen werden. Im Gegenzug für die Transportdienste wird man mit einer Menge von Heilmitteln zum Schutz vor Infektionen, Arteriosklerose, Krebs und Herzkrankheiten versorgt.

Die Samen werden nach der Mahlzeit meist zurückgelassen, denn – geschützt von einer holzigen Hülle – sind sie nur für wenige »Spezialisten« verdaulich. Dabei strotzen sie im Gegensatz zum Fruchtfleisch nur so vor Energie (Kalorien). Der Vorteil für uns, die wir entschlacken und abnehmen wollen: Das wohlschmeckende Fruchtfleisch mit all seinen wertvollen Nährstoffen enthält nahezu kein Fett! Auch Eiweiß steckt hauptsächlich im Samen.

Dafür versorgen uns frische Früchte mit einer ganzen Reihe von lebenswichtigen Enzymen. Das sind Eiweißverbindungen, die für den gesamten Stoffwechsel von großer Bedeutung sind. Die Anwesenheit dieser biologischen »Katalysatoren« ist notwendig, um die Nahrungsbestandteile so aufzuspalten, dass sie durch die Membranen des Dünndarms in den Nährkreislauf unseres Körpers gelangen können. Übrigens: Alle Eiweißverbindungen, also auch Enzyme, sind hitzeempfindlich und verlieren schon bei über 40 °C ihre Wirksamkeit. Deswegen sollte Gemüse schonend gegart werden.

Einige Gemüsearten wie unser basenreichstes Grundnahrungsmittel, die Kartoffel, sind überhaupt nur in gegarter Form genießbar. Wasserarme Garverfahren wie Dünsten oder Dämpfen sind da zu bevorzugen. Auch das Dämpfen mit einem Dampfdrucktopf stellt eine zeitsparende Alternative ohne größere Nährstoffverluste dar. Manche Pflanzenstoffe werden aus gegartem Gemüse sogar besser aufgenommen. Am Beispiel von Beta-Karotin und Vitamin E wurde dies in Untersuchungen gezeigt. Besonders bei Kohlgemüsen und Spinat kann das Garen die Freisetzung fettlöslicher Vitamine fördern.

Die Vitamine in Früchten

Mindestens genauso wichtig wie Enzyme sind für uns Vitamine. Diese organischen Stoffe braucht unser Körper für lebenswichtige Aufgaben: Sie schützen vor Schadstoffen, ermöglichen die Energiegewinnung in unserem Organismus, verbessern die Aufnahme von Mineralstoffen, verringern das Herzinfarkt-Risiko und schützen uns vor den so genannten

VITAMINE SIND EMPFINDLICH

Nur wirklich sorgfältig zubereitetes Essen hat noch die Mehrzahl der Vitamine, denn folgende vier Elemente sind die Hauptfeinde der Vitamine:
→ Licht (bei Lagerung)
→ Sauerstoff aus der Luft (bei Lagerung)
→ Hitze (beim Garen)
→ Wasser (beim Waschen)

freien Radikalen. Das ist enorm wichtig, denn sie bombardieren unsere Zellen, beschädigen oder zerstören sie. Sie entstehen durch UV-Strahlung, Nikotin, Medikamente, aber auch ganz natürlich im Menschen. Da sie Sauerstoff enthalten und eine Reaktion mit Sauerstoff Oxidation heißt, nennt man die Stoffe, die freie Radikale abfangen, auch Antioxidantien. Neben dem Vitamin C gehören Vitamin E und das Beta-Karotin, die pflanzliche Vorstufe von Vitamin A, zu diesen Stoffen.

Da Vitamine nicht oder nur ungenügend von unserem Körper produziert werden, müssen wir sie unbedingt mit der Nahrung aufnehmen. Dabei ist die Unterscheidung zwischen wasserlöslichen und fettlöslichen Vitaminen wichtig, denn die wasserlöslichen können wir nur in sehr geringem Umfang speichern. Viel hilft da leider nicht viel – denn Überschüsse werden umgehend über die Nieren mit dem Urin ausgeschieden. Wasserlösliche Vitamine braucht unser Körper also jeden Tag von Neuem. Die fettlöslichen Vitamine dagegen werden im Körperfett gespeichert, sodass man für gewisse Zeit Reserven hat. Bei zu hoher Zufuhr an fettlöslichen Vitaminen kann es dann aber auch zu einer Überversorgung und damit zu Gesundheitsschäden kommen. Über die Nahrung ist das aber praktisch nicht möglich, aber bei Nahrungsergänzungsmitteln ist besonders bei den Vitaminen A und D Vorsicht geboten.

Vitamine und ihre Wirkungen

Vitamin C

Das bekannteste Vitamin ist sicherlich das wasserlösliche Vitamin C. Neben seinem positiven Einfluss auf das Immunsystem reguliert es den Aufbau von Bindegewebe und sorgt so für feste Knochen, gesunde Haut und gutes Zahnfleisch. Zudem verbessert es die Aufnahme von Eisen aus der Nahrung. Aber Vitamin C kurbelt auch den Fettabbau an. Vitamin C ist fast in jeder Frucht enthalten, hauptsächlich aber in:

→ Obst: Sanddornbeeren, Schwarzen Johannisbeeren, Erdbeeren, Kiwi, Papaya, Zitrusfrüchten
→ Gemüse: Paprika, Petersilie, Weißkohl, Kartoffeln, Gartenkresse

Zur Gruppe der wasserlöslichen Vitamine gehören noch Vitamin B1 (Thiamin), B2 (Riboflavin), B6, B12, Niacin, Folsäure, Pantothensäure und Biotin.

Vitamin B1

Die Vitamine B1 und B2 steuern die Energiegewinnung aus den Kohlenhydraten unserer Nahrung. Ohne B1 funktionieren unsere Muskeln und Nerven nicht optimal, da es für die Weiterleitung der Information in unserem Nervensystem verantwortlich ist. Vitamin B1 ist hauptsächlich enthalten in:

→ Obst: Ananas, Orangen, Pflaumen, Avocados, Holunderbeeren
→ Gemüse: Grünkohl, Möhren, Kartoffeln

Vitamin B2

Vitamin B2 ist ein so genanntes Koenzym. Es hilft dem Enzym, das in unserem Körper für die Energiegewinnung zuständig ist. Zudem ist es unentbehrlich für die Bildung des roten Blutfarbstoffes und für die Schutzschicht, die unsere Nerven umgibt. Vitamin B2 ist hauptsächlich enthalten in:

→ Obst: Avocados, Sanddornbeeren, Aprikosen, Kirschen
→ Gemüse: Kohl, Zwiebeln, Kartoffeln

Vitamin B6

Vitamin B6 brauchen wir, um aus der Nahrung die Eiweiß-bestandteile zu verwerten. Auch unser Fettstoffwechsel, die Bildung von Hormonen und die Zellteilung kommen nicht ohne dieses Vitamin aus. Vitamin B6 ist hauptsächlich enthalten in:

→ Obst: Bananen, Avocados, Holunderbeeren, Sanddornbeeren
→ Gemüse: Kartoffeln, Kohl, Zwiebeln

Folsäure

Das B-Vitamin Folsäure ist wichtig für Zellteilung und Zell-neubildung besonders der roten Blutkörperchen und wird auch beim Eiweißstoffwechsel benötigt. Folsäure ist hauptsächlich enthalten in:

→ Obst: Bananen, Orangen, Avocados, Erdbeeren
→ Gemüse: Weißkohl, Rote Bete, Tomaten

Vitamin B3

Vitamin B3 oder Niacin spielt als Bestandteil vieler Enzyme beim Kohlenhydrat-, Eiweiß- und Fettstoffwechsel eine große Rolle. Dazu steuert es die Produktion der Botenstoffe (Neurotransmitter), die im Gehirn für die Erregungsübertragung zwischen den Nervenzellen verantwortlich sind. Niacin ist hauptsächlich enthalten in:

→ Obst: Passionsfrüchten, Holunderbeeren, Aprikosen, Mangos, Bananen
→ Gemüse: Artischocken, Kartoffeln, Sellerie, Tomaten

Pantothensäure

Pantothensäure benötigt der Körper, um aus Fett und Kohlenhydraten Energie zu gewinnen. Auch für die Bildung bestimmter Hormone ist es von Bedeutung. Pantothensäure ist hauptsächlich enthalten in:

→ Obst: Holunderbeeren, Wassermelonen, Ananas
→ Gemüse: Tomaten, Weißkohl, Sauerkraut

Biotin

Biotin ist wichtig für den Aufbau von Kohlenhydraten und Fetten. Biotin ist hauptsächlich enthalten in:

→ Obst: Zitrusfrüchten, Avocados, Bananen
→ Gemüse: Spinat

Vitamin A

Unter den fettlöslichen Vitaminen ist Vitamin A (Retinol) sicher das bekannteste. In pflanzlichen Nahrungsmitteln ist es allerdings nicht selbst enthalten, sondern als so genannte Karotine, aus denen Vitamin A dann in unserem Körper gebildet wird. Von diesen Provitaminen ist das Beta-Karotin das wichtigste. Unser Körper speichert es und wandelt es bei Bedarf in Vitamin A um. Vitamin A ist hauptsächlich enthalten in:

→ Obst: Aprikosen, schwarzen Johannisbeeren, Orangen, Pfirsichen
→ Gemüse: Grünkohl, Möhren, Tomaten, gelben und roten Paprikaschoten

Vitamin E

Vitamin E (Tocopherol) ist wichtig für den Fettstoffwechsel und schützt unsere Zellen, Hormone und Enzyme. Es unterstützt die Haut bei der Speicherung von Feuchtigkeit, kräftigt das Gewebe und verbessert die Durchblutung. Vitamin E ist hauptsächlich enthalten in:

→ Obst: Mangos
→ Gemüse: Avocados, Sellerie, Spinat

FETTLÖSLICHE VITAMINE

Fettlösliche Vitamine sind für uns Menschen nur zusammen mit ganz wenig Fett gut verwertbar. Bei den meisten Früchten genügt der eigene geringe Fettanteil. Vor allem aber rote und gelbe Gemüse, die reichlich Beta-Karotin enthalten, bringen von Natur aus kein Fett mit. Also: Vergessen Sie nicht den kleinen Schuss Öl oder Sahne, wenn Sie z.B. einen frischen Möhrensaft trinken oder einen Kartoffelsalat zubereiten.

Die Entsäuerungsmineralien

Mineralstoffe und Spurenelemente sind für die Stoffwechselvorgänge lebensnotwendig. Ihrer Konzentration im Körper nach werden die Mineralstoffe in Mengen- und Spurenelemente unterschieden. Von den Mengenelementen Natrium, Chlor, Kalium, Kalzium, Phosphor und Magnesium werden pro Tag mehrere Gramm benötigt und aufgenommen. Die Spurenelemente Eisen, Fluor, Zink, Silizium, Kupfer, Vanadium, Zinn, Selen, Mangan, Jod, Nickel, Molybdän, Chrom und Kobalt kommen nur in sehr geringen Mengen (Spuren) vor. Bedarf und Aufnahme pro Tag liegen oft unter dem Milligrammbereich.

Mineralstoffe müssen wir täglich mit der Nahrung zu uns nehmen, da der Körper sie meist nicht selbst produzieren kann. Der Bedarf an Mineralstoffen und Spurenelementen kann beim Einzelnen stark variieren.

Folgende Mineralstoffe und Spurenelemente sind beim Entschlacken, Entsäuern und Abnehmen besonders wichtig:

Kalium und Natrium

Eine besondere Rolle spielt der hohe Kaliumgehalt und der zugleich niedrige Natriumgehalt vieler Obstsorten. Diese beiden Mineralien bestimmen den Wasserhaushalt unseres Körpers. Während Natrium Wasser im Körper bindet, regt Kalium die Tätigkeit der Nieren an und unterstützt so die Wasser- und damit auch Säureausscheidung. Kalium ist zudem von entscheidender Bedeutung für die Regulation des Säure-Basen-Haushaltes in unseren Zellen. Aus diesem Grund eignen sich Obstsäfte aus kaliumreichen Beerenfrüchten und Bananen ideal zum Entsäuern und Entwässern unseres Körpers. Kalium ist hauptsächlich enthalten in:

→ Obst: Äpfel, Kirschen, Weintrauben, Aprikosen, Bananen, Mangos
→ Gemüse: Artischocken, Mangold, Möhren, Kohlrabi, Rote Bete

Magnesium

Dieser basenbildende Tausendsassa ist zu 60% im Skelett gespeichert, von wo er bei Bedarf schnell freigesetzt werden kann. Neben seinen wichtigen Funktionen für Knochenaufbau ist Magnesium an rund 300 Enzymreaktionen beteiligt und spielt eine wesentliche Rolle im Fett-, Eiweiß- und Kohlenhydratstoffwechsel. Magnesium ist hauptsächlich enthalten in:

→ Obst: Bananen, Brombeeren, Kiwis, Passionsfrüchten
→ Gemüse: Spinat, Grünkohl, Rote Bete

Zink

Zink ist enorm wichtig für eine optimale Säureausscheidung über die Nieren und damit für unseren Säure-Basen-Haushalt. Denn als Bestandteil des in der Natur weit verbreiteten

Enzyms Karboanhydrase sorgt es für den Abtransport des Kohlendioxids (CO_2) während der Atmung. Hohe Konzentrationen dieses Enzyms finden sich in den roten Blutkörperchen (Erythrozyten), in der Magenschleimhaut, Niere und in den Augenlinsen. Darüber hinaus benötigt unser Basenorgan Nummer Eins, die Bauchspeicheldrüse, das Spurenelement. Ohne Zink kann es kein Insulin produzieren. Dies ist auch der Grund, warum viele Diabetiker unter Zinkmangel leiden. Zink ist hauptsächlich enthalten in:

→ Gemüse: Bohnen
→ Sonstiges: Hülsenfrüchten, Vollkornbrot

Eisen

Eisen ist Bestandteil vieler Enzymsysteme, insbesondere im Bereich des Sauerstofftransportes, der Sauerstoffverwertung und -speicherung. Die optimale Anfuhr und Ausnutzung von Sauerstoff ist eine Grundvoraussetzung für säurearme Stoffwechselvorgänge in den Zellen. Eisen ist hauptsächlich enthalten in:

→ Obst: Himbeeren, Brombeeren, Erdbeeren
→ Gemüse: Sellerie, Spinat, Möhren

Kupfer

Kupfer ähnelt in seiner Funktion stark dem Eisen. Wo Eisen gebraucht wird, dient Kupfer als Katalysator. Kupfer ist hauptsächlich enthalten in:

→ Obst: Pflaumen, Brombeeren
→ Gemüse: Linsen, Champignons

Chrom

Das Spurenelement Chrom spielt beim Stoffwechsel von Kohlenhydraten, besonders bei der Aufnahme von Zucker, eine wesentliche Rolle. So nimmt es auch auf den Fettstoffwechsel Einfluss. Chrom baut die Insulinresistenz ab. Das heißt: Die Körperzellen reagieren wieder auf Insulin. Deswegen muss die Bauchspeicheldrüse weniger Insulin ins Blut schießen, und so wird weniger Fett in die Zellen geschleust. Chrom ist hauptsächlich enthalten in:

→ Obst: Pflaumen
→ Gemüse: Spinat, Maiskeimöl

Kalzium

Kalzium dient dem Knochenaufbau und wird bei Übersäuerung zur Neutralisierung von Säuren verstärkt dem Knochen zur Pufferung der Säuren entnommen. Dazu steuert es die Energiegewinnung aus ATP. Sie kommt zum Stillstand, wenn keine Kalzium-Ionen mehr vorhanden sind. Ein Kalzium-Mangel wird schnell durch den Abbau der im Skelett gespeicherten Kalzium-Reserven ausgeglichen. Zusammen mit der permanenten Kalzium-Unterversorgung mit der Nahrung kann das im Alter zu Osteoporose führen. Kalzium ist hauptsächlich enthalten in:

→ Obst: Orangen, Himbeeren, Kiwis, Stachelbeeren
→ Gemüse: Brokkoli, Grünkohl, Blumenkohl

Mangan

Mangan ist für den Säure-Basen-Haushalt von großer Bedeutung. Die bei anaerober Verbrennung entstandene Milchsäure wird mit dem manganhaltigen Enzym Pyruvatcarboxylase wieder zu verbrennungsfähiger Glukose zurückverwandelt. Ohne diesen Vorgang würden unsere Zellen den Milchsäuretod sterben. Mangan ist hauptsächlich enthalten in:

→ Obst: Bananen
→ Gemüse: Blattgemüse

Sekundäre Pflanzenstoffe

Sie machen Chilis scharf, Pampelmusen bitter, färben Tomaten rot und lassen uns beim Zwiebelschneiden die Augen tränen: die so genannten »sekundären Pflanzenstoffe«. Früher als schädlich abgestempelt, haben sie sich heute zum Lieblingskind der Ernährungsforschung entwickelt, da ihnen gesundheitsfördernde Wirkungen zugeschrieben werden.

Bisher hat man etwa 30.000 solcher bioaktiver Substanzen gefunden. Ungefähr 10.000 kommen ausschließlich in pflanzlichen Lebensmitteln als Duft-, Farb- und Geschmacksstoffe, Boten- oder Signalstoffe vor. Viele Gemüse produzieren beispielsweise bittere sekundäre Pflanzenstoffe, um Schädlingen den Appetit zu verderben. Ätherische Öle sind flüssige Substanzen, die in allen Früchten enthalten sind. Zum Teil bestimmen über 100 verschiedene Inhaltstoffe über den Duft einer einzigen Frucht. Ihre positiven Eigenschaften reichen von antibiotischer über desinfizierende Wirkung bis hin zur Stärkung des Immunsystems.

Hauptgruppen der sekundären Pflanzenstoffe

Karotinoide: Von den etwa 6.000 verschiedenen Karotinoiden ist das Beta-Karotin am besten erforscht. Diese Vorstufe von Vitamin A wird im Fettgewebe gespeichert und in der Darmschleimhaut sowie der Leber in Vitamin A umgewandelt. Karotinoide finden sich vor allem in orange-gelb-rotem Gemüse und Obst sowie in grünblättrigen Gemüsearten. Sie wirken antioxidativ, stärken das Immunsystem und können vor Herzinfarkt schützen. Da Karotinoide fettlöslich sind, ist die Aufnahme vom Fettgehalt der Nahrung abhängig, jedoch ebenso von der Zubereitungsart.

Polyphenole: Zu dieser Gruppe gehören Farb-, Geschmacks- und Geruchsstoffe sowie bestimmte Ballaststoffe und hormonähnliche Substanzen. Sie finden sich in Äpfeln, Aprikosen und Trauben, Brokkoli, Möhren und Zwiebeln. Man nimmt an, dass ihre antioxidative Wirkung die Entwicklung der Arteriosklerose sowie Krebsbildung hemmt. Zudem wirken sie entzündungshemmend.

Sulfide: Sie finden sich in Brokkoli, Grünkohl, Zwiebeln und Leinsamen. Sie sind schwefelhaltige Verbindungen, denen antikanzerogene, antioxidative und entzündungshemmende Wirkungen zugeschrieben werden. Möglicherweise nehmen sie auch auf Blutdruck und Immunsystem positiv Einfluss.

Phytosterine: Sie finden sich vor allem in kalt gepressten Ölen und Nüssen. Phytosterine sind dem Cholesterin sehr ähnlich und hemmen deshalb die Aufnahme von Cholesterin aus der Nahrung. Außerdem gibt es einen Zusammenhang zwischen einer hohen Phytosterin-Aufnahme und einem nied-

DAS LEISTEN SEKUNDÄRE PFLANZENSTOFFE

→ Sie senken das Krebsrisiko.
→ Sie fangen gefährliche Sauerstoffradikale im Körper ab (antioxidative Wirkung).
→ Sie stärken das Immunsystem.
→ Sie fördern die Verdauung.
→ Sie regulieren den Blutzuckerspiegel.
→ Sie schützen vor Infektionen mit Pilzen, Bakterien und Viren.
→ Sie senken den Cholesterinspiegel.

rigen Dickdarmkrebsrisiko. Die Raffination von Speiseölen zerstört Phytosterine. Daher sollte man zu Salaten kaltgepresste Öle verwenden.

Glukosinolate: Glukosinolate sorgen für das typische Aroma von Senf, Kresse, Meerrettich, Rosenkohl und anderen Kohlgemüsen. Sie aktivieren vor allem körpereigene Enzyme. Empfehlung: Glukosinolate sind nicht hitzestabil. Daher sollten Gemüsearten mit vielen Glukosinolaten wie Kresse oder Kohlrabi roh verzehrt werden.

Saponine: Diese Bitterstoffe, die in Bohnen, Spinat, Erbsen und Kräutern vorkommen, sollen die Immunabwehr stärken, den Cholesterinspiegel senken und das Darmkrebs-Risiko mindern. Empfehlung: Saponine werden bei der Zubereitung ausgeschwemmt, daher sollte das Kochwasser weiterverwendet werden.

Phytoöstrogene: Phytoöstrogene kommen im Weizen, in der Gerste, Sojabohnen und Leinsamen vor. Sie wirken im Körper hormonähnlich und können Krebserkrankungen sowie Herz-Kreislauf-Erkrankungen positiv beeinflussen. Auch Osteoporose sollen sie günstig beeinflussen.

Monoterpene: Terpene sind flüchtige Substanzen in Sellerie, Grünkohl, Fenchel, Möhren, Zwiebeln und Knoblauch sowie Zitronen und Orangen. Sie sollen vor Krebs schützen.

Kohlenhydrate

Früchte schmecken meist süß. Das liegt an den im Obst enthaltenen Kohlenhydraten, die in Form von Glukose (Traubenzucker), Fruktose (Fruchtzucker) und Saccharose vorliegen. Sie gehen ohne Verdauungsarbeit direkt ins Blut, liefern schnell verfügbare Energie und erhöhen den Blutzuckerspiegel. Der süße Geschmack wird in Steinobst und Kernobst außer durch Fruchtzucker auch durch Sorbit, ein fester Zuckeralkohol, der als Zuckeraustauschstoff dient, bestimmt.

Ballaststoffe

Ballaststoffe gehören ebenso zur Gruppe der Kohlenhydrate. Sie liefern allerdings keine Energie, sondern passieren meist unverändert unseren Körper und fördern so die Verdauung. Der Zellwandbestandteil Zellulose ist wasserunlöslich wird von den Enzymen des Magen-Darmtraktes nicht »verdaut«. Er geht wie eine Art Kehrbesen durch den Darm, wo er Giftstoffe und Abfälle mit sich nimmt und aus dem Körper ausscheidet. Bei intakter Verdauung funktioniert das. Bei Rohkostnovizen kann es aber zu Blähungen kommen. Frisch gepresste Fruchtsäfte können da hilfreich sein, da sie weniger hohe Anforderungen an unseren Verdauungsapparat stellen und trotzdem noch sehr viele der wertvollen Faserstoffe besonders in der Schaumkrone aufweisen. Das in den meisten Früchten ebenfalls enthaltene Pektin ist dagegen ein wasserlöslicher Ballaststoff. Es wirkt als Quellstoff, bindet im Darm Wasser, Gallensäure und andere Abbauprodukte und hilft, den Darm zu »entgiften«. Pektin hat auch einen positiven Einfluss auf den Cholesterinspiegel.

Die Hitliste der Obstsorten

Ananas: Enthält reichlich Vitamin C, B1, B6, Magnesium, Eisen und viele Spurenelemente sowie das Enzym Bromelin für die Eiweißverdauung. Vitamin C kurbelt den Fettabbau an.

Apfel: Liefert viel Vitamin C und Kalium, dazu Magnesium, Kalzium, die Spurenelemente Mangan, Kupfer, Chrom und reichlich sekundäre Pflanzenstoffe. Das Kalium regelt den Säure-Basen-Haushalt in unseren Zellen, regt die Tätigkeit der Nieren an und unterstützt so das Entsäuern und Entwässern des Körpers. Der ebenso reichlich enthaltene Ballaststoff Pektin fördert die Verdauung und kann den Cholesterinspiegel senken. Mangan ist bei der Neutralisierung von Milchsäure in unseren Zellen beteiligt.

Banane: Hat viele B-Vitamine und sehr viel Kalium und Magnesium. Gut bei Sport und Stress. Das Kalium regelt den Säure-Basen-Haushalt in unseren Zellen, regt die Tätigkeit der Nieren an und unterstützt so das Entsäuern und Entwässern des Körpers.

Birne: Hat viel Kalium, B-Vitamine, Vitamin C und viel Fruchtzucker und hormonähnliche Substanzen. Sie sättigen schnell, und das Kalium regelt den Säure-Basen-Haushalt in unseren Zellen, regt die Tätigkeit der Nieren an.

Erdbeere: Enthält mehr Vitamin C als Zitronen, Mangan, Eisen, Kalzium, Magnesium und Kalium. Dazu Ballaststoffe und sekundäre Pflanzenstoffe. Sie fördern die Verdauung, entschlacken den Körper und reinigen die Schleimhäute.

Himbeere: Enthält jede Menge Mineralstoffe, besonders viel Kalzium, Magnesium und auch Kalium. Außerdem reichlich sekundäre Pflanzenstoffe und Ballaststoffe, die verdauungsanregend wirken und Giftstoffe binden.

Kirsche: Enthält fast alle Vitamine und Mineralstoffe, dabei besonders viel Kalium und das Spurenelement Zink sowie viele sekundäre Pflanzenstoffe wie Flavonoide. Zink braucht unser wichtigstes Basenorgan, die Bauchspeicheldrüse, um Insulin zu produzieren. Außerdem ist es unbedingt erforderlich bei der Säureausscheidung über die Nieren.

Orange: Enthält reichlich Vitamin C, B-Vitamine, Kalium, Bioflavonoide und viel Pektin in der Schale und den weißen Fruchthäuten. Pektin fördert die Verdauung und kann den Cholesterinspiegel senken.

Papaya: Die Papaya ist reich an verschiedenen Eiweiß spaltenden Enzymen, vor allem Papain, das in seiner Wirkung den körpereigenen Verdauungsenzymen Pepsin und Trypsin ähnlich und daher für die Verdauung hilfreich ist.

Pflaume: Enthält neben den B-Vitaminen viel Zink, Kupfer und Kalium. Die reichlich vorhandenen Ballaststoffe bringen

DREI ÄPFEL AM TAG ...

Drei Äpfel am Tag reduzieren die Gefahr, einen Herzinfarkt zu erleiden, ganz erheblich. Nach den Untersuchungen des Forschers Mark Pereira von der University of Minnesota können bereits 10 Gramm Ballaststoffe täglich das Herzinfarkt-Risiko um 14 % und das Risiko einer Koronar-Herzerkrankung um 27 % reduzieren. Ein durchschnittlicher Apfel enthält etwa drei Gramm Ballaststoffe, eine Scheibe Vollkornbrot 1,5 Gramm und ein Brokkoli-Strunk rund 2,7 Gramm. Nach Angaben der Wissenschaftler senken genau diese Ballaststoffe, die in Früchten, Gemüse und Getreide enthalten sind, den Blutdruck und die Cholesterinwerte.

Die Forscher stellten auch fest, dass Ballaststoffe aus Obst und Getreide wirkungsvoller waren als die aus Gemüse. Viele Gemüsesorten wie etwa Mais, Erbsen und andere industriell verarbeitete Arten sind nährstoffarm, aber reich an Zucker. Das kann wiederum zu Diabetes und anderen Herzerkrankungen führen. Ratsam ist eine tägliche Menge von insgesamt 30 Gramm Ballaststoffen aus verschiedenen Nahrungsmitteln.

den Darm auf Trab und fördern den Abtransport von Giften aus dem Darm. Das Kalium wirkt entwässernd und entschlackend. Zink braucht unser wichtigstes Basenorgan, die Bauchspeicheldrüse, um Insulin zu produzieren.

Weintraube: Liefert viel Vitamin B6, Magnesium, Kalium und die Spurenelemente Kupfer und Eisen. Viele sekundäre Pflanzenstoffe helfen gegen Herzerkrankungen. Vitamin B6 kurbelt den Eiweiß- und Fettstoffwechsel an. Der Ballaststoff Pektin bindet zugleich Giftstoffe und Cholesterin.

Die Hitliste der Gemüsesorten

Fenchel: Das ätherische Öl »Oleum Foeniculi« und die besondere Mischung aus Mineralien (Kalzium, Kalium, Phosphor und Eisen), Vitaminen (Provitamin A, B1, B2, B12, C und E), Zucker, Stärke und Eiweiß binden Gift- und Fettstoffe im Darm und wirken so entgiftend und blutfettspiegelsenkend. Fenchel wirkt stärkend auf das Immunsystem und steigert die Zelltätigkeit.

Gurken: Haben viel Kalium, Kalzium und Eisen und die Vitamine C, B1 und das Provitamin A. Kalium regelt den Säure-Basen-Haushalt in unseren Zellen, regt die Tätigkeit der Nieren an und unterstützt so das Entsäuern und Entwässern des Körpers. Mit 8 kcal pro 100 g eines der »schlanksten« Gemüse.

Kürbis: Bietet sehr viel Beta-Karotin, viel Kalium, Vitamin B und E und die wertvollen ungesättigten Fettsäuren. Die große Menge an Kalium wirkt entwässernd, entsäuernd und harntreibend. Leichte Wasseransammlungen im Gewebe können aufgelöst und Giftstoffe ausgeschwemmt werden.

Bohnen: Enthalten wie Erbsen und Linsen eine Menge Kalium (besonders weiße Bohnen), Natrium, Kalzium, Eisen,

Zink und Magnesium. Dazu wichtige Vitamine und eine optimale Kombination aus Kohlenhydraten, pflanzlichen Eiweißen und Ballaststoffen. Die Ballaststoffe fördern das Entschlacken, Entfetten und Entgiften und stärken die Darmgesundheit und Verdauung.

Rote Bete: Neben reichlich Kalium, Kalzium, Phosphor und Magnesium sind die Spurenelemente Silizium und Eisen und besonders viel vom Vitamin Folsäure enthalten.

Sellerie: Enthält reichlich B-Vitamine, Kalium und ätherische Öle. Die Sellerieöle entwässern stark und helfen so beim Entsäuern. Zudem wirken sie in den Schleimhäuten von Mundraum, Magen und Darm antibakteriell und pilztötend.

Spargel: Auffällig ist der hohe Vitamin-B- und Folsäuregehalt. Dazu reichlich Kalium, Zink und sekundäre Pflan-

SPARGEL – DER SCHLANKE ENTSÄUERER

→ Asparaginsäure beflügelt den Stoffwechsel und fördert die Entschlackung.

→ Kalium regelt den Säure-Basen-Haushalt in unseren Zellen, regt die Tätigkeit der Nieren an und unterstützt so das Entsäuern und Entwässern des Körpers.

→ Zink braucht unser wichtigstes Basenorgan, die Bauchspeicheldrüse; außerdem ist es unbedingt erforderlich bei der Säureausscheidung über die Nieren.

→ Das Enzym Glutathion hilft, Umweltgifte im Körper abzubauen.

→ Die Apfel- und Zitronensäure kurbelt den Stoffwechsel und die Fettverbrennung an.

→ Das blutbildende Eisen sorgt für die Sauerstoffversorgung in den Zellen und damit für die Fettverbrennung.

zenstoffe. Kalium und die Asparaginsäure sind stark entwässernd und damit entsäuernd. Zink braucht unser wichtigstes Basenorgan, die Bauchspeicheldrüse, um Insulin zu produzieren, außerdem ist es unbedingt erforderlich bei der Säureausscheidung über die Nieren.

Tomate: Enthält vor allem reichlich Beta-Karotin, die Vorstufe zum Vitamin A, und Kalium. Dazu viel Vitamin C, Magnesium und reichlich sekundäre Pflanzenstoffe.

Weißkohl: Liefert sehr viel Vitamin C und Kalzium. Dazu die Krebs hemmenden Zellschutzvitamine A und E, viel Biotin, Mineralstoffe, Spurenelemente und sekundäre Pflanzenstoffe. Die Kombination der Wirkstoffe baut die Darmschleimhaut auf, entgiftet den Darmtrakt und beseitigt Verstopfung. Dazu können sie den Cholesterinspiegel senken.

Zwiebel: Enthält zahlreiche Vitamine, Kalium, Kalzium, Phosphor, Jod, Selen und das hormonähnliche Prostaglandin A. Schwefelhaltige Verbindungen wie das Allicin wirken antimikrobiell, und ätherische Öle fördern Verdauung in Magen, Darm, Leber, Galle, Bauchspeicheldrüse und Nieren.

Darauf sollten Sie bei Obst und Gemüse achten

→ Auf gute Qualität beim Kauf Wert legen.
→ Ausgereifte, aber nicht überreife Früchte kaufen.
→ Möglichst Obst und Gemüse der Saison verwenden.
→ Einheimische Sorten vorziehen.
→ Freilandanbau bevorzugen.
→ Kontrollierten ökologischen Anbau bevorzugen.
→ Möglichst frisch verwenden.
→ Gemüse (außer Salat) sofort waschen und kühl aufbewahren.
→ Früchte unzerkleinert in kaltem Wasser waschen. Nicht in Wasser liegen lassen.

→ Das Innere von Kohlköpfen und Salat entfernen (nitrat-haltig!).
→ Bei der Zubereitung nur frische Kräuter und Gewürze verwenden.

Obst- und Gemüsesäfte – die gesunde Alternative

Das Credo der Ernährungsorganisationen lautet europaweit: Nimm fünf! Täglich soll man mindestens fünfmal Obst und Gemüse essen. Das lässt sich für die meisten aber nur umsetzen, wenn neben frischem Obst und Gemüse auch Frucht- oder Gemüsesäfte getrunken werden.

Fruchtsäfte haben aber noch weitere Vorteile. Zum einen werden sie vom Körper besonders gut aufgenommen und gelangen schnell vom Magen in den Dünndarm. Dort passieren die wertvollen Nahrungsbestandteile die Darmwand und gehen ins Blut, von wo sie auf die Zellen und Organe verteilt werden. Und zum anderen lassen sich aus Säften herrlich schmeckende Mixgetränke für ganz spezielle Bedürfnisse zaubern. Etwa ein Winterdrink gegen Erkältung mit besonders Vitamin-C-haltigen Orangen und Grapefruits oder ein Entschlackungs-Cocktail zum Abnehmen mit Ananas und Sellerie.

Gesunde Powersäfte

→ Sie liefern lebenswichtige Vitamine, Mineralstoffe, Spurenelemente und sekundäre Pflanzenstoffe in einer für unseren Körper besonders leicht verwertbaren Form. Das puscht unser Immunsystem, ist gut für Schönheit und Fitness.

→ In Kombination mit fettarmem Eiweiß bringen sie Extra-Power und kurbeln die Fettverbrennung an.

→ Sie entschlacken den Körper und schützen unsere Zellen vor den gefährlichen freien Radikalen.

Nitrat, Nitrit, Nitrosamine – was ist dran?

Nitrate sind als Salze der Salpetersäure zunächst ein ganz natürlicher Bestandteil aller Lebewesen. Durch die Verwendung nitrathaltiger Düngemittel in der Landwirtschaft werden jedoch das Trinkwasser und die Böden und damit bestimmtes Gemüse zusätzlich belastet. Diese Nitratüberschüsse werden von den Pflanzen gespeichert, und wir nehmen sie mit der Nahrung auf. Gefährlich wird es erst, wenn aus Nitraten Nitrite werden und aus diesen wiederum die krebserregenden Nitrosamine.

→ Nitratarmes Gemüse: Tomaten, Möhren, Gurken, Spargel, Kohl, Zucchini, Lauch.

→ Eher belastetes Gemüse: Rote Bete, Rettich, Salat, Spinat, Sellerie, Fenchel.

Auch innerhalb einer Pflanze haben die unterschiedlichen Pflanzenteile unterschiedliche Nitratgehalte. Darüber hinaus beeinflussen Sonneneinstrahlung, Düngung, Erntetermin und Sortenwahl die Höhe des Nitratgehaltes.

Damit verhindern Sie zu hohe Nitratbelastungen:

→ Gemüse aus biologischem- und Freilandanbau wählen.

→ Obst und Gemüse mit den Radikalenfängern Vitamin C, E

und Provitamin A (Beta-Karotin) mit in die Säfte mischen.

→ Viel Vitamin C hemmt die Umwandlung von Nitrat zu Nitrit.

→ Säfte aus nitrathaltigem Gemüse sofort verzehren, da beim Stehenlassen Nitrite entstehen.

→ Nitratreiches Gemüse nicht warm halten und nicht wieder aufwärmen.

→ Bei Spinat oder Kopfsalat die Strünke und Blattstiele entfernen.

Die sanfte Basenkur

Da Fruchtsäfte alles mitbringen, was unser Körper braucht, und das mit denkbar wenig Kalorien, eignen sie sich hervorragend auch zu »sanften« Fastenkuren. Diese Saftkuren für

BALLASTSTOFFE – DIE TOP TEN

Ballaststoffgehalt in Gramm pro 100 g Frischgewicht:

Grünkohl	4,8
Himbeeren	4,7
Fenchel	3,3
Brombeeren	3,2
Brokkoli	3,0
Möhren	2,9
Kartoffeln	1,9
Birnen	2,8
Erdbeeren	2,0
Champignons	1,9

schnelles Entsäuern und Abnehmen können Gesunde ohne Überwachung durch Therapeuten durchführen. Sie dauern etwa eine Woche, und danach fühlen Sie sich im wahrsten Sinne des Wortes unbeschwert und wie neu geboren. Sie verlieren nämlich nicht nur Gewicht, sondern entgiften und entschlacken Ihren gesamten Körper. Übrigens: Die wenigsten Kinder bringt man dazu, fünfmal Obst oder Gemüse zu essen. Mit einem leckeren Fruchtsaft jedoch hat man bei seinen lieben Kleinen viel bessere Karten.

Basenfasten mit Früchten

Gefastet wird seit Menschengedenken. In allen Religionen hat Fasten seinen festen Platz und dient hauptsächlich zur spirituellen Entwicklung. Auch die Medizin kennt das Heilfasten seit Tausenden von Jahren. Es geht dabei immer um körperliche und geistige Erneuerung. Die Kombination macht dieses Heilverfahren so wirkungsvoll. Der Körper wird entschlackt und entgiftet, das Immunsystem wird aktiviert und überflüssige Pfunde schwinden.

Saftfasten heißt sanft fasten

Sie können sich nicht vorstellen, den ganzen Tag nichts zu essen – und das eine ganze Woche lang? Das müssen Sie auch nicht! Basenfasten mit Fruchtsäften heißt nur: Finger weg von säurebildenden Lebensmitteln. Sie trinken leckere Obst- und Gemüsesäfte und essen Obst und Gemüse.

Der Effekt kommt dem Heilfasten schon sehr nahe. Die entschlackende und reinigende Wirkung auf den gesamten Organismus ist die gleiche. Ihr Körper wird aber weniger belastet, und Sie bleiben 100% alltagstauglich.

So haben Sie viel größere Chancen, die Kur auch zu Ende zu führen. Sie werden sogar richtig Freude daran haben, denn frisch gepresste Fruchtsäfte schmecken in der Regel lecker, und die gefürchteten »Fastenkrisen« treten bei Weitem seltener und weniger schlimm auf. Und der nagende Hunger herkömmlicher Nulldiäten bleibt aus. Sie fühlen sich vom ersten Tag an wohl in Ihrer immer besser werdenden Haut.

Fasten können alle

Saftfasten eignet sich hervorragend zur Revitalisierung von Übersäuerungskrankheiten für Personen mit normalem bis starkem Körperbau sowie für übergewichtige Personen, genauso aber auch als Gesundheitsprophylaxe.

Die tägliche Kalorienzufuhr durch den Genuss meist fettfreier Säfte bleibt weit hinter dem zurück, was wir sonst täglich zu uns nehmen. Statt der 2.000 bis 2.800 Kilokalorien (kcal) reduziert sich die Menge während einer Fastenwoche mit Obst- und Gemüsesäften auf rund 200 Kilokalorien.

Dadurch stellt sich unser Stoffwechsel auf den so genannten Hungerstoffwechsel um: Der Stoffwechsel brennt auf Sparflamme, und unser Organismus greift seine Energiereserven an, die er in Form von Glykogen, körpereigenen Kohlenhydratreserven in Leber und Muskeln, Körpereiweiß und Körperfett vorrätig hat.

Gewichtsreduktion als langfristiges Ziel

Die Kilos, die Sie in den ersten Tagen verlieren, sind hauptsächlich Wasser, das sich im Gewebe angesammelt hat. Erst in der zweiten Woche greift unser Körper seine Fettreserven an. Man sollte den schnellen »Wasserverlust« aber nicht unterschätzen. Kann er doch die entscheidende Motivation sein, weiterzumachen und am Ende seiner Fastenzeit durch Umstellung seiner Lebens- und Ernährungsgewohnheiten dauerhaft schlank und fit zu sein.

Mit Fasten allein wird man nämlich langfristig sein Gewicht nicht verlieren. Auch »fruchtiges« Hungern lohnt sich nur, wenn wir unsere Ernährungsgewohnheiten auf Dauer verändern. Dabei hilft allerdings der kurzzeitige Verzicht auf Essen, indem er unsere Wahrnehmung für Hunger, Sättigung und Appetit schärft – und wir mit unserem »gereinigten« Körper ein anderes Gefühl für gesunde Nahrung entwickeln. Gegen zu fette und industriell denaturierte Speisen wird sich Ihr Körper dann ganz automatisch wehren. Ihr Körper ist Ihnen dann »heilig«. So beginnt die eigentliche Gewichtsreduktion also erst nach der Fastenkur.

Achtung: Für Menschen mit Störungen des Magen-Darm-Traktes ist jede übermäßige und einseitige Obst- und Gemüsezufuhr meist nicht zu empfehlen. Halten Sie deshalb auf jeden Fall zuerst mit Ihrem Arzt Rücksprache.

Wasser – außen und innen

Trinken Sie während des Fastens täglich mindestens 2 bis 2,5 Liter stilles Mineralwasser. Gut sind auch verdünnte Kräutertees. Tabu sind Kaffee, Pfefferminztee (reizt die Magenwände), grüner und schwarzer Tee (zu aufputschend).

Durch Trinken wird das Gewebe laufend gut durchspült und die frei gewordenen Gifte und Säureschlacken aus dem Körper transportiert.

Während des Fastens sollten Sie sich mindestens zweimal am Tag duschen, denn die ausgeschiedenen Säuren und Gifte landen auf Ihrer Haut. Zudem ist es die Aufmerksamkeit für Ihren Körper, innen wie außen, die Sie später die Umstellung Ihrer Lebens- und Ernährungsgewohnheiten durchstehen lässt. Tun Sie Ihrem Körper und damit sich also Gutes. Gönnen Sie sich basische Mineralstoffbäder (→ »Das basische Mineralstoffbad«, Seite 164), Gesichtsmasken z.B. aus dem Trester eines Gurkensaftes unter Zugabe von Sahne und eines Eigelbs, und ölen Sie sich nach dem Baden und Duschen mit wohlriechenden Essenzen ein. Sie werden überrascht sein, wie die Fastenkur Ihre Geruchs- und Geschmackssinne schärft.

SAFTFASTEN HILFT GEGEN DIESE BESCHWERDEN

→ Übersäuerung
→ Übergewicht
→ Chronische Hauterkrankungen
→ Nieren- und Gallenbeschwerden
→ Magen-Darm-Beschwerden
→ Infektionsanfälligkeit
→ Herz-Kreislauf-Beschwerden

Unterstützung aus der Apotheke

Es ist durchaus sinnvoll, eine Basenkur mit Basen in Pulver- oder Pillenform aus der Apotheke zu unterstützen. Längerfristig sollten Sie diese Mittel aber nur nach Rücksprache mit Ihrem Arzt einnehmen.

Alkala N
Die Basenmischung gegen Magenübersäuerung und sauren Stoffwechsel stellt das Säure-Basen-Gleichgewicht im Körper wieder her.

Basica Vital
Das Basenpulver enthält eine Mischung aus basischen Vitalstoffen auf Milchzuckerbasis zur Harmonisierung des Säure-Basen-Haushaltes. Der hohe Anteil an Milchzucker regt zusätzlich die Verdauung an und fördert die Aufnahme von Mineralstoffen und Spurenelementen. Das neutral schmeckende Basica Vital kann in kalte und warme Speisen oder Getränke eingerührt werden.

Bullrich's Vital
Die Ergänzung zum »Bullrich Salz«, dem Klassiker unter den frei verkäuflichen Arzneimitteln gegen Sodbrennen und säurebedingte Magenbeschwerden. Die ausgewogene Mischung von Bullrich's Vital aus Kalzium, Kalium, Magnesium, Natrium und Phosphor unterstützt die Fähigkeit des Körpers, seinen Säure-Basen-Haushalt zu regulieren. Teststreifen zur Selbstkontrolle liegen jeder Packung bei.

Neukönigsförder Mineraltabletten
Die Mischung entstand vor fast dreißig Jahren aus einer

Praxisrezeptur von Hans-Heinrich Jörgensen, auch bekannt durch den Jörgensen-Säure-Test. Sie enthält alle für die Steuerung des Säure-Basen-Haushaltes wichtigen Mineralien und Spurenelemente im physiologischen Gleichgewicht.

Das basische Mineralstoffbad

Säureschlacken und Gifte werden zu einem großen Teil auch über die Haut ausgeschieden. Unterstützend wirken dabei so genannte basische Mineralstoffbäder. Sie wirken über zwei Mechanismen:

❶ Durch die Wassertemperatur werden die Schlackenstoffe in Bewegung gesetzt und durch Schwitzen ihre Ausscheidung begünstigt.

❷ Durch das basische Mineralstoffbad entsteht eine »Lauge« mit einem pH-Wert von 8. Der pH-Wert des Blutes ist 7,4. Ein physikalisches Gesetz bewirkt nun, dass der Körper durch den entstehenden osmotischen Druck Säuren aus dem Körper leitet. Ab einem basischen pH-Wert von 8 laufen besonders in der zweiten halben Stunde die Entschlackungsprozesse, die auch mit dem Indikatorpapier aus der Apotheke messbar sind.

Durch diese Entschlackung über die Haut werden die Talgdrüsen angeregt. Das führt zu einer pflegenden Selbstfettung der Haut, die man auch sehen kann. Das Wasser perlt nämlich mit zunehmender Badedauer von der Haut ab. Seit einiger Zeit gibt es basische Badesalze, die exakt den pH-Wert 8,5 aufweisen. Übrigens genau der pH-Wert, den das Fruchtwasser im Mutterleib hat. Basische Bäder wirken bei kurzen Badezeiten bis zu 15 Minuten erfrischend, bei länge-

KÖRPER, SEELE UND GEIST

Fasten bedeutet für der Körper:
→ Reinigung, Entschlackung und Entsäuerung
→ Gewichtsverlust
→ Vorbeugen gegen Krankheiten

Fasten bedeutet für die Seele:
→ In sich hineinhorchen
→ Sich lösen vom Alltagsgeschehen
→ Innere Ordnung und Harmonie
→ Bewusster leben
→ Gewohnheiten ändern können

Fasten bedeutet für den Geist:
→ Klarheit für die Gedanken
→ Gewinn an Kreativität

ren Badezeiten bis zu einer Stunde dagegen entschlackend und entsäuernd. Man sollte sich bei beiden alle 5 Minuten mit einer Badebürste intensiv abreiben, um die Haut von den ausgetretenen Säuren und Schlacken zu befreien.

Wie lange sollte gefastet werden?

Die Dauer einer Fastenkur hängt von der individuellen Ausgangsposition und vom angestrebten Ziel ab. Fasten zum Entschlacken, Entsäuern und Entgiften kann eine sieben- bis zehntägige Frühjahrs- oder Herbstkur sein. Zur Vorsorge genügen meist schon wenige Tage. Auch regelmäßige Fastentage alle zwei bis drei Wochen oder zwei Fastentage alle drei bis vier Wochen sind sinnvoll. Fasten über mehrere Wochen sollte nur unter Anleitung eines Arztes oder erfahrenen Fastentherapeuten geschehen.

Nach dem Fasten

Eine wichtige Phase ist die Zeit des »Fastenbrechens« und der ersten Tage danach. Nach dem freiwilligen Verzicht auf feste Nahrung sollte der Körper mit leichter Aufbaukost langsam wieder an feste Nahrung gewöhnt werden. Nur so hält die Wirkung einer Fastenkur auch an. Fastfood & Co. hingegen machen jedes erreichte Resultat zunichte. Sehr magenschonend und daher zu empfehlen ist nach dem Fasten eine leichte Vollwertkost.

→ Essen Sie vollwertig, zu 80% basisch und ballaststoffreich nach den Empfehlungen der »Deutschen Gesellschaft für Ernährung« (DGE). Der Bedarf an lebensnotwendigen Nährstoffen muss gedeckt sein, und der Energiegehalt muss im Einklang mit dem Energiebedarf stehen. Also ein Schreibtischarbeiter sollte nicht die Portionen eines körperlich Arbeitenden verspeisen.

→ Meiden Sie Nahrungsmittel, die Ihnen schlecht bekommen.

→ Wählen Sie Nahrungsmittel, die Ihnen schmecken und zu Ihren Essgewohnheiten passen.

→ Wählen Sie nährstoffschonende Garmethoden wie Dünsten, Garen oder Kochen.

Vorbereitung

Wie bei jeder Art des Fastens gilt auch für das Saftfasten, dass eine Kur gut vorbereitet sei muss.

→ Sie sollten sich Ihrer Motivation sicher sein. Was wollen Sie erreichen: Entsäuern, Ihr Übergewicht abbauen, Krankheiten heilen, das Allgemeinbefinden verbessern oder einen Neuanfang schaffen? Und ist Ihre Motivation stark genug, um die Fastenzeit durchzustehen?

→ Möglicherweise ist die Abstimmung mit einem Arzt oder Ernährungstherapeuten notwendig. Für einen gesunden Erwachsenen wird das allerdings bei einer zehntägigen Fastenkur nicht nötig sein.

→ Wichtig ist auch der optimale Zeitpunkt für die Kur. Während einer Saftkur können Sie grundsätzlich auch arbeiten. Besser und angenehmer ist es natürlich, wenn Sie einige Tage Urlaub und damit viel Zeit für sich haben. Man kann

IN DIESEN FÄLLEN SOLLTEN SIE NICHT FASTEN

Saftfasten ist zwar sehr gut verträglich, bei bestimmten Erkrankungen oder Umständen sollten Sie aber grundsätzlich verzichten oder aber Ihren Arzt zu Rate ziehen.

→ Diabetes- oder Bluthochdruckpatienten sollten unbedingt Rücksprache mit einem Arzt halten. Ebenso wer an einer Überfunktion der Schilddrüse leidet.

→ Schwangere und stillende Frauen sollten keine Fastenkur machen.

→ Wer Schwierigkeiten mit seinem Magen-Darm-Trakt hat, sollte sich ohne Absprache mit seinem Arzt nicht hauptsächlich mit rohem Obst und Gemüse ernähren.

die Fastentage auch so legen, dass zwei Wochenenden da-
zwischenliegen. Außerdem sollten Sie wissen, dass es zu so
genannten Fastenkrisen kommen kann. An solchen Tagen
sind Sie nicht besonders leistungsfähig. Sie fühlen sich
unwohl und sind schlecht gelaunt. Schaffen Sie sich
dafür zu Hause einen Rückzugsort, wo Sie das tun können,
wonach es Ihnen gerade ist: Lesen, Schlafen, Musik hören
oder Gymnastik.

Die Vorbereitungstage

Legen Sie ein oder zwei so genannte Entlastungstage ein,
bevor Sie mit dem eigentlichen Fasten beginnen. Beschränken
Sie sich auf drei Mahlzeiten pro Tag, und verzichten Sie auf
Zwischenmahlzeiten, Snacks und Süßigkeiten. Rauchen Sie
nicht mehr und meiden Sie alkoholische Getränke. An diesen
Tagen sollten Sie ausschließlich Obst und Frischkost (Salate
und rohes Gemüse) essen. Und trinken Sie mindestens zwei
Liter Mineralwasser und 0,5 Liter Fruchtsaft.

Vergessen Sie nicht den »seelischen« Teil der Fastenkur.
Seien Sie gut zu sich, legen Sie sich ein schönes Buch zurecht,
hören Sie ruhige Musik, gönnen Sie sich duftende Ölbäder,
und versuchen Sie, jeden Tag Gymnastik zu treiben. Machen
Sie zumindest einen ausgedehnten Spaziergang, am besten
in der Natur. Genießen Sie die frische Luft, lassen Sie unterschiedliche Eindrücke auf sich wirken, ohne sich von ihnen
mitreißen zulassen. Gehen Sie etwas auf Distanz zum umtrie-
bigen Leben um Sie herum. Der letzte Tag vor dem Fasten-
beginn sollte auch der seelisch-geistigen Wende gerecht werden. Entspannen Sie sich am besten mit Entspannungs- oder
Meditationsübungen.

Tagesplan für die Vorfastentage

Aufstehen: Trinken Sie auf nüchternen Magen ein Glas Saft, warmes Zitronenwasser oder zwei Glas zimmerwarmes Mineralwasser. Danach können Sie ein leichtes Gymnastik-programm (→ »Einfach Entspannen« ab Seite 208), Yoga- oder Atemübungen vor offenem Fenster durchführen. Vergessen Sie nicht, jeden Tag 2 bis 2,5 Liter Mineralwasser zu trinken!

Frühstück: Beginnen Sie den Tag mit frischem, säurearmem Obst (Äpfel, Pfirsiche, Bananen, Himbeeren etc.), einem klei-nen Obstsalat oder einem Bircher-Müsli. Dazu trinken Sie ein Glas Fruchtsaft.

Mittags: Trinken Sie zuerst zwei Glas Mineralwasser oder ein Glas Fruchtsaft als Aperitif. Dann können Sie zum Bei-spiel einen gemischten Salat mit Kräutersauce ohne Öl, eine Rohkostplatte, eine leichte, nur mit Kräutern gewürzte Gemüsepfanne oder Pellkartoffeln essen. Sie sollten jeden Tag mindestens eine halbe Stunde flott spazieren gehen.

Abendessen: Wieder trinken Sie ein Glas Saft oder ein bis zwei Glas Mineralwasser. Essen Sie zwei Scheiben Knäckebrot oder einen leichten Salat.

Vor dem Schlafengehen: Machen Sie wieder ein leichtes Gymnastikprogramm vor offenem Fenster. Trinken Sie einen schlaffördernden Baldrian- oder Hopfentee, nur mit einem Teelöffel Honig gesüßt.

Saftrezepte für die Vorfastentage

Reinigender Morgensaft: Möhren-Sellerie-Saft

Zutaten für ca. 250 ml

3 Bleichselleriestangen	etwas Ingwer
3 Möhren	

❶ Entsaften Sie die Selleriestangen und Möhren.

❷ Wer Ingwer mag, sollte immer ein kleines Stückchen davon (2 bis 3 cm) mit in seinen Säften verarbeiten. Einfach dazugerieben, entfaltet er seine Inhaltsstoffe besonders gut.

Wirkung: Ingwer fördert die Produktion der Verdauungssäfte, und mit seinem hohen Kaliumanteil trägt er zur Ausleitung der Gifte und Schlacken bei. Sellerie ist durch seinen hohen Kaliumanteil ebenfalls entwässernd, entsäuernd und entschlackend. Möhren steigern die Abwehrkräfte und können den Cholesterinspiegel senken. Geben Sie etwas Pflanzenöl in den Saft, damit der Körper das Vitamin A verwerten kann.

Pro Portion 92,3 kcal • 387 kJ • 2,41 g EW • 5,44 g F • 8,08 g KH

❋　❋　❋

Stärkender Mittagssaft: Rote-Bete-Cocktail

Zutaten für ca. 250 ml

1 kleine Knolle Rote Bete	1 Möhre
1 kleiner Apfel	15 g Ingwer

❶ Die Rote Bete schälen, den Apfel und die Möhre gut waschen.

❷ Rote Bete, Apfel und Möhre einzeln entsaften und mischen.

❸ Den frisch geriebenen Ingwer unterrühren.

Wirkung: Die Rote Bete regt Kreislauf und Stoffwechsel an, ist harntreibend und entsäuernd. Die Möhre steigert die Abwehrkräfte, außerdem normalisiert sie die Darmflora, senkt den Cholesterinspiegel im Blut, senkt das Herzinfarktrisiko und soll, wie in zahlreichen Versuchen festgestellt wurde, verschiedene Krebsarten verhüten helfen. Der Apfel mit seinen Vitaminen entgiftet und stärkt die Abwehrkräfte.

Pro Portion 104 kcal • 436 kJ • 2,49 g EW • 548 mg F • 21,5 g KH

✳   ✳   ✳

Beruhigender Abendsaft: Gurken-Tomaten-Saft

Zutaten für ca. 250 ml

1/3 Gurke   1 mittelgroße Tomate
1/2 Knolle Rote Bete

❶ Die Gurke waschen, grob in Stücke schneiden und entsaften.
❷ Geschälte Rote Bete und entsaftete Tomaten mischen.
Wirkung: Tomaten unterstützen die Leber tatkräftig bei ihrer Arbeit der Entgiftung, reinigen den Darm von Fäulnisbakterien und machen optimistisch. Die kalorienarme Gurke enthält Spuren des schlaffördernden Melatonins und hilft als basenreiches Gemüse gegen Übersäuerung.

Pro Portion 57 kcal • 241 kJ • 2,56 g EW • 549 mg F • 9,77 g KH

Selbst-Besinnung

Fasten sollte nicht nur bedeuten, den Zeiger auf der Waage zurückzudrehen, die größte Bewegung vollzieht sich oftmals in Ihren Gedanken und Gefühlen. Verdrängte Gefühle oder neue Ideen können plötzlich auftauchen, und Ihre Sinneswahrnehmung ist verstärkt. Das eröffnet vielleicht ganz neue

Perspektiven. Und so richtig geglückt ist Ihre Fastenkur erst, wenn es dadurch zu einer Umstellung kommt, mindestens für Ihre Ernährungsgewohnheiten, vielleicht auch in anderen Bereichen. Nehmen Sie sich also Zeit und lassen Sie während dieser Tage Ihre Seele baumeln. Essen hat doch oftmals Funktionen, die weit über die Versorgung des Körpers mit Nährstoffen hinausgehen: Liebesersatz, sich etwas Gutes tun, Langeweile bekämpfen etc.

All das dürfen Sie jetzt ohne Essen schaffen:

→ Decken Sie sich lieber mit Lesefutter ein. Verzichten Sie auf Berieselungen von Fernsehen und Radio. Mit einem Buch auf dem Sofa unter einer Decke – ganz für sich nacherleben, träumen.

→ Sammeln Sie Gedichte oder Zitate, die Sie in Zeitschriften oder Magazinen finden. Vielleicht fällt Ihnen auch etwas Persönliches dazu ein. Sie werden sehen, wie schön es ist, in so einem Büchlein später zu lesen.

→ Hören Sie wieder einmal ganz bewusst Musik. In der Musik liegt eine große Kraft. Sie führt uns zu uns selber, sie kann uns fröhlich, nachdenklich und glücklich machen.

→ Seien Sie kreativ! Vielleicht haben Sie früher einmal gemalt, ein Instrument gespielt oder wollten schon immer damit beginnen. Vielleicht schneidern oder basteln Sie auch gerne. Damit können Sie während einer Fastenkur leichter Ihren Alltag loslassen.

Die Saftfastentage

Die Saftfastenkur dauert acht bis zehn Tage, mindestens aber fünf Tage. Allerdings müssen Sie nicht unbedingt eine mehrtägige Fastenkur einlegen. Auch einzelne Safttage haben natürlich einen positiven Einfluss auf Ihr Säure-Basen-Gleichgewicht und Ihren Stoffwechsel. Welche Methode Ihnen im Augenblick am besten hilft, hängt stark von Ihren Neigungen oder Erfahrungen ab. Bekanntlich führen viele Wege nach Rom. Und das Wichtigste ist erst einmal, dass Sie sich Gedanken über Ihre Ernährungs- und Lebensgewohnheiten machen. Vielleicht sind also ein bis zwei Saftfastentage alle zwei bis drei Wochen der richtige Start. Wer sich für die längere Kur entscheidet, kann sich ab dem ersten Tag auf fünf Gläser Saft mit je 250 ml freuen.

1. Tag

Beginnen Sie die Fastentage mit Entspannung oder Meditation im Bett. Oder genießen Sie einfach den Zustand des Liegens, und freuen Sie sich darauf, dass Sie Ihrem Körper und damit sich selbst in den nächsten Tagen viel Gutes tun werden. Trinken Sie zwei Glas zimmerwarmes Mineralwasser, und machen Sie fünf bis zehn Minuten Gymnastik vor geöffnetem Fenster.

Danach muss eine gründliche Darmreinigung durchgeführt werden. Das ist sehr wichtig, denn sagte nicht schon Hippokrates: »Alles Übel wohnt im Darm.« Durch die Darmreinigung wird der Verdauungstrakt von Ablagerungen und Giftstoffen befreit, die sich zum Teil seit Jahrzehnten auf Grund falscher Lebens- und Ernährungsweisen angesammelt haben. Und: Wenn der Darm ordentlich gereinigt ist, verliert man sein Hungergefühl.

Möglichkeiten zur Darmentleerung gibt es mehrere. Der bekannteste »Darmreiniger« ist wahrscheinlich das Abführmittel Glaubersalz. Es ist extrem bitter und wirkt sehr radikal im Magen-Darm-Trakt. Gleiche Wirkung, aber besseren Geschmack liefert das so genannte F.X. Passage SL Pulver. Wichtig bei beiden: Besonders viel trinken an diesen Tagen. Die Mittel sind nicht geeignet zur ständigen Stuhlregulierung!

Nach der Darmreinigung gönnen Sie sich eine ausgedehnte Morgentoilette. Danach freuen Sie sich auf den Morgensaft. Diese Säfte haben vorwiegend reinigende Wirkung, während die Mittagssäfte nähren und beleben. Vormittags gibt's dann noch einmal ein Glas Fruchtsaft plus ein bis zwei Gläser Mineralwasser.

An Tagen der Darmreinigung sollten Sie mindestens zwei bis drei Gläser Mineralwasser trinken.

Das Mittagsmenü besteht wieder aus einem Glas Saft und zwei Gläsern Mineralwasser. Danach legen Sie sich für mindestens eine Stunde ins Bett oder gemütlich auf ein Sofa. Eine Wärmflasche auf den Unterleib unterstützt das Entgiftungsorgan Leber bei seiner Arbeit.

Am Nachmittag folgt das nächste Glas Obst- und Gemüsesaft plus ein bis zwei Gläser Mineralwasser. Ein kurzer, aber flotter Spaziergang mit viel frischer Luft vor den ausgiebigen Mußestunden regt Herz und Kreislauf an.

Abends bis spätestens 19.00 Uhr gibt's den letzten Fruchtsaft des Tages und ein bis zwei Gläser Mineralwasser. Bevor Sie zu Bett gehen – nicht später als 22.00 Uhr – machen Sie noch einmal kurz Gymnastik vor offenem Fenster und widmen sich wie morgens ausgiebig der Körperpflege. Der Anfang ist gemacht und Sie haben den ersten Tag geschafft!

Die folgenden Tage

Die nächsten Kurtage laufen nach dem gleichen Schema ab. Jeden Tag fünf Gläser Fruchtsaft à 250 ml. Versuchen Sie, möglichst frisch gepressten Saft zu trinken. Nur in Ausnahmefällen sollten Sie auf Fruchtsaft aus dem Reformhaus zurückgreifen. Die folgenden Vorschläge für Säfte können Sie über die Tage beliebig variieren. Vergessen Sie nicht, genügend Mineralwasser zu trinken. Auch wenn Sie hungrig sind, hilft ein Glas Wasser. Und Bewegung ist ebenso wichtig, um Ihren Stoffwechsel anzukurbeln. Übrigens auch deshalb, weil Sie auch nach der Kur für ausreichend Bewegung sorgen sollten.

Körperpflege groß geschrieben

Der Körperpflege kommt beim Fasten eine wichtige Aufgabe zu.

Mundhygiene
Entschlacken und Entgiften hat meist unangenehmen Mundgeruch zur Folge. Neben mehrmaligem täglichem Zähneputzen können Sie ein Mundwasser benutzen.

Wechselduschen
Erst warm, dann kalt – das durchblutet den ganzen Körper und regt den Kreislauf an. Der Wasserstrahl soll dabei immer von unten nach oben, das heißt zum Herzen hin geführt werden. Weniger Hartgesottene duschen die Beine bis zu den Knien und die Arme bis zu den Ellenbogen, das hilft bereits.

Trockenbürsten
Trockenbürsten oder -reiben mit einem groben Frotteetuch nach dem morgendlichen Bad oder der Dusche fördert den Transport von Schlacken und Giftstoffen aus dem Körper.

Eincremen
Während der Fastenzeit neigt Ihre Hut zur Trockenheit. Cre-

men Sie sich deshalb mit einer guten Lotion ein. Nach der Kur ist die Haut deutlich zarter und glatter.

Last but not least – das Fastenbrechen

Das Fastenbrechen wird oftmals unterschätzt. Es ist aber sehr wichtig, um unseren Organismus wieder an »normale«, gesunde Ernährung zu gewöhnen.

Nicht vergessen: Fasten hat nur dann so richtig Sinn und die Freude über ein paar ganz nebenbei verlorene Pfunde

ERNÄHRUNGSPLAN FÜRS FASTENBRECHEN

Morgens: Zwei Gläser zimmerwarmes Mineralwasser. 150 ml Fruchtsaft mit 10 g Weizenkleie.

Vormittags: Ein bis zwei Gläser zimmerwarmes Mineralwasser. 150 ml Fruchtsaft mit 1 TL Honig. Ein geraspelter Apfel oder eine mit der Gabel zerdrückte Banane mit Magermilchjogurt.

Mittags: Zwei Gläser Mineralwasser. 150 ml Fruchtsaft mit 1 TL Honig. Eine Rohkostplatte mit etwas Keimöl und saurer Sahne oder einen gemischten Salat mit etwas Keimöl und saurer Sahne. Dazu eine Scheibe Knäckebrot.

Nachmittags: Ein bis zwei Gläser Mineralwasser. 150 ml Fruchtsaft mit 1 TL Honig. Ein Apfel oder eine Banane wie vormittags.

Abends: Ein bis zwei Gläser Mineralwasser. 150 ml Fruchtsaft mit Sojamalt (Soja-Malz-Aufbaunahrung aus dem Reformhaus) und 15 g Weizenkleie oder Leinsamen. Grüner Salat mit Kräutern und Jogurt und ein Knäckebrot.

bleibt nur dann, wenn nach den Fastentagen eine Ernährungsumstellung erfolgt!

Eine Fastenkur kann einer der Wendepunkte Ihres Lebens sein, wenn Sie danach tatsächlich gesünder leben, sich gesünder ernähren, Ihre Ernährung auf basische Vollwertkost umstellen. Damit bestimmen Sie selbst, ob Sie in Zukunft fit und gesund bleiben oder von erneuten Beschwerden geplagt werden.

Nach einer acht bis zehn Tage langen Fastenkur sollten Sie drei Tage Fastenbrechen einplanen. Nach nur ein bis zwei Saftfastentagen können Sie darauf verzichten.

Wer sich nach der Kur sofort den »Magen vollschlägt«, wird ein böses Erwachen erleben. Sie müssen Ihren Organismus erst wieder behutsam vom Fastenstoffwechsel auf Nahrungsstoffwechsel umstellen.

Fruchtsäfte spielen natürlich beim Fastenbrechen weiterhin eine Hauptrolle. Trinken Sie fünfmal täglich jeweils 200 ml mit einem Löffel Akazienhonig.

Am ersten Tag des Fastenbrechens können Sie vormittags nach dem Saft schon einen Apfel essen – ganz oder gerieben. Kauen Sie ihn möglichst lange, und Sie werden entdecken, dass sich Ihr Geschmackssinn durch die Fastenzeit verfeinert hat und der Apfel anders schmeckt, als Sie es in Erinnerung haben. Genießen Sie das ganz bewusst und versuchen Sie, dieses bewusste Essen in Ihre Nachfastenzeit hinüberzuretten. Fastfood & Co. haben dann keine Chancen mehr. Auf gar keinen Fall sollten Sie in diesen Tagen erhitzte oder tierische Nahrungsmittel zu sich nehmen.

Sie werden sehen, dass Ihr entsäuerter, gereinigter und entgifteter Körper jetzt automatisch nach reiner, gesunder und biologisch wertvoller Nahrung verlangt. Vertrauen Sie ihm.

Die Zeit danach

Jetzt zeigt sich erst, welche Wirkung Fasten auf Ihr zukünftiges Leben haben wird. Ziehen Sie zunächst einmal Bilanz, und überlegen Sie sich, auf was Sie alles verzichtet haben: Kaffee, Tabak, alkoholische Getränke, Kuchen, Eis, Schokolade, Bonbons usw. Versuchen Sie, diese stark säuernden Genussmittel, die nicht umsonst auch Genussgifte heißen, zumindest stark einzuschränken. Natürlich sind Ernährungsgewohnheiten nicht so leicht zu ändern. Hier müssen Sie Geduld mit sich selbst haben. Aber schließlich haben Sie während und kurz nach der Fastenzeit erlebt, dass es Ihnen so viel besser geht.

Deshalb: Wenn Sie in alte Essgewohnheiten zurückfallen, geben Sie nicht auf! Sie sind nach dem Fasten nicht mehr der gleiche Mensch und erkennen frühzeitig, wenn es wieder in die falsche Richtung geht. Auf jeden Fall sollten Sie aber versuchen, auch nach dem Fasten körperlich aktiv zu sein. Ebenso sollten flotte Spaziergänge an der frischen Luft zu Ihrer neuen, gesunden Lebensführung gehören. Eine bessere Durchblutung fördert den Zellstoffwechsel, und der erhöhte Lymphfluss transportiert Ablagerungen aus dem Gewebe.

So bereiten Sie Ihre Basensäfte zu

Ernten, Reinigen, Aufbereiten, Entsaften und Abfüllen sind die Arbeitsschritte, wenn man Fruchtsäfte bereitet und in der glücklichen Lage ist, Obst und Gemüse im eigenen Garten zu ziehen. Wer das nicht ist, muss seine »Rohstoffe« einkaufen. Achten Sie ganz genau darauf, woher die Früchte kommen

GESUNDE ERNÄHRUNG AUF EINEN BLICK

→ Mehr Frischkost, Gemüse und Obst.

→ Zucker und Süßigkeiten drastisch reduzieren.

→ Wenig Salz, nicht automatisch nachsalzen.

→ Tierische Fette reduzieren.

→ Eiweißangebot: 2/3 aus Pflanzen und Getreide, 1/3 aus Milchprodukten, Eiern, Fleisch und Fisch.

→ Zusammensetzung der Nahrung: 20 % Säure bildend, 80 % basisch.

und wie frisch oder reif sie sind. Je weniger reif, desto saurer sind Früchte. Vollreif, aber nicht überreif müssen die Früchte sein. Und sie dürfen keine Druck- oder gar Fäulnisstellen aufweisen. Ein Garant für frisches Obst und Gemüse ist normalerweise der regionale biologische Freilandanbau. Immer mehr Produzenten bieten so genannte »grüne Kisten« mit heimischen Früchten an. Der Vorteil: Sie bekommen automatisch Produkte aus der jeweiligen Erntezeit – frisch, mit kurzen Wegen und einem Maximum an Nährstoffen. Natürlich sollten Sie auf das exotische Element in Ihren Säften nicht verzichten. Papayas, Mangos, Ananas, Jackfrucht und Co. sind wahre »Enzymbomben« mit reichlich Nährstoffen, die zudem aus einem Fruchtsaft einen wohlschmeckenden Cocktail zaubern können.

Vom richtigen Umgang

Das Wichtigste bei der Verarbeitung ist schnell gesagt: Achten Sie darauf, dass die Nährstoffe erhalten bleiben. Der frische

Zustand der Früchte ist leider nur von kurzer Dauer. Sauerstoff, Licht, Wasser und Wärme sind die natürlichen Feinde der Vitamine, Mineralstoffe, Spurenelemente und sekundären Pflanzenstoffe. Durch falsche Behandlung gehen schnell bis zu 90% dieser Schätze verloren. Besonders Vitamin C und die B-Vitamine »verflüchtigen« sich bei hohen Temperaturen. Allerdings spricht nichts dagegen, die Säfte zusätzlich mit Vitamin-C-Pulver anzureichern. Es dient übrigens auch als natürliches Konservierungsmittel und stabilisiert Aroma- und Geschmacksstoffe. Schon beim Waschen verlieren die Früchte einen Teil ihrer Schätze. Also reinigen Sie Obst und Gemüse unzerkleinert nur kurz in kaltem, stehendem Wasser oder mit wenig fließendem Wasser. Nach dem Zerkleinern sollte die Frucht dann schnell verarbeitet werden, da durch die vergrößerte Oberfläche Vitamine unter Sauerstoffeinwirkung schnell zersetzt werden.

Der richtige Entsafter

Vor dem Kauf eines Entsafters sollte man sich grundsätzlich die Frage stellen, wie viel Saft man tatsächlich pressen wird. Wer nur für die Fastenkur eine Woche lang presst, braucht sicher keine neue »Küchenmaschine«, die dann schnell nur noch als Staubfänger dient.

Zitruspressen für Zitrusfrüchte
Für Zitrusfrüchte wie Zitronen, Orangen oder Grapefruits reicht eine manuelle Hebelpresse, die preiswert ist und dabei auch noch besonders vitaminschonend arbeitet. Diese Pressen gibt es natürlich auch in einer günstigen elektrischen Variante.

Elektrischer Allround-Entsafter

Wenn Sie aber öfter und womöglich für mehrere Personen Saft erzeugen wollen, sollten Sie sich einen elektrischen Entsafter zulegen. Schon ab etwa 40 Euro bekommt man brauchbare Geräte. Achten Sie beim Kauf auf eine gute Standfestigkeit, rutschfeste Füße und einen ausreichend großen Behälter für die entwässerten Pflanzenfaserstoffe (Trester).

Saftpressen für die Profis

Die so genannten Saftpressen sind eher etwas für richtige Saftfanatiker. Für ein paar Hundert Euro lassen sich dann aber auch faserige Gemüsesorten wie Sellerie, Weizengras oder Petersilie besonders nährstoffschonend verarbeiten. Saftpressen zerquetschen das Obst oder Gemüse in einem Kolben und drücken die Masse anschließend durch ein Sieb. Das ergibt im Allgemeinen mehr Saft. Und auf Grund der schonenden Saftgewinnung können diese Säfte bis zu einem Tag im Kühlschrank aufbewahrt werden.

Saftgewinnung mit dem elektrischen Mixer

Viele weiche Früchte (Bananen, Beeren, Aprikosen, Melonen oder Kiwis) lassen sich sehr einfach mit einem elektrischen Mixer pürieren. Das kann auch ein Mixeraufsatz für eine Küchenmaschine sein oder ein Pürierstab mit einem schlanken, hohen Gefäß. Das Fruchtpüree mixen Sie dann mit dünnflüssigerem Saft oder Mineralwasser.

Wie entsafte ich was?

Zum Entsaften eignen sich grundsätzlich alle Obst- und Gemüsesorten, die auch roh gegessen werden können. Die Früchte müssen gründlich gewaschen werden und sollten danach trockengetupft werden, damit der Saft nicht verwässert wird.

→ Zitrusfrüchte halbiert in der Zitruspresse (manuell oder elektrisch) entsaften. Bei nicht ökologisch angebauten Früchten ein dünnes Küchentuch zwischen Frucht und Hand legen. Dann landen die schädlichen Stoffe nicht im Saft.

→ Beeren von Blättern, Stielen und Stielansätzen befreien. Weiche Beeren (Erdbeeren, Himbeeren) am besten mit Pürierstab oder im Mixer pürieren und durch ein Sieb streichen. Trauben und Johannisbeeren sind auch für den Entsafter geeignet.

→ Steinobst zuerst entsteinen und in den Entsafter geben.

→ Weiche Früchte werden mit dem Pürierstab oder Mixer bearbeitet.

→ Weiche Birnen ohne Kerngehäuse pürieren.

→ Kernobst in Stücke schneiden und mit Kerngehäuse, aber ohne Kerne in den Entsafter geben.

→ Exotische Früchte meist schälen, klein schneiden und pürieren.

→ Gemüse gut, aber nur kurz waschen, klein schneiden und in den Entsafter geben. Schale, wenn möglich, mit entsaften. (Vorsicht: Schale von Roter Bete schmeckt sehr erdig.)

→ Blattgemüse fest zusammenrollen und im Entsafter verarbeiten.

→ Kräuter mit einem Messer klein hacken oder im Mixer zerkleinern.

Tipps für die Zubereitung von Power-Säften

→ Trinken Sie die Säfte gleich nach der Zubereitung. Höchstens einen Tag im Kühlschrank aufbewahren.

→ Entsaften Sie das Obst und Gemüse möglichst mit gut gereinigter Schale. Denn die enthält oft wichtige Wirkstoffe. Verwenden sie dann aber nur unbehandelte Ware.

→ Bei Äpfeln sollte man auch das Gehäuse mitverarbeiten, denn da steckt besonders viel Pektin drin. Die Kerne enthalten allerdings giftige Cyanide (Blausäure) – also Gehäuse ohne Kerne.

→ Laub von Möhren und Rhabarber ist giftig. Also nicht mitverarbeiten!

→ Mixen Sie zuerst weiche Obst- und Gemüsesorten, danach die festeren (z.B. erst Tomaten, danach Papaya, dann Äpfel).

→ Damit Fasern und eventuelle Kerne beim pürierten Saft nicht stören, streichen Sie ihn durch ein Haarsieb.

→ Möhren sind ein guter Geschmacksverstärker für alle Fruchtsäfte.

→ Verwenden Sie nur reifes Obst und Gemüse der Saison.

→ Ein Schuss Zitrone liefert ein kleines Plus an Vitaminen, und gleichzeitig bleibt die Farbe des Saftes erhalten.

→ Zitrusfrüchte wie Zitronen, Orangen oder Limetten geben mehr Saft ab, wenn man sie vorher mit der flachen Hand rollt.

→ Pfeffer und Salz runden den Geschmack von Gemüsesäften ab.

→ Einen Schuss Öl gibt man zu Gemüsesäften, damit fettlösliche Vitamine vom Körper aufgenommen werden können.

→ Exotische Gewürze wie Ingwer verleihen den Saft-Cocktails nicht nur den letzten Pfiff, sondern haben gesunde Zusatzwirkungen.

Saftrezepte für die Fastenwoche

Morgensäfte haben neben der entsäuernden Wirkung vor allem reinigende Aufgaben, während man mittags eher nährende und belebende Fruchtsäfte zu sich nimmt. Die Zutaten sind in etwa für ein 250-ml-Glas angegeben.

Säfte für morgens, vormittags und nachmittags

Melonen-Apfel-Saft

Zutaten für ca. 250 ml

1/4 Honigmelone	1 Orange
1/2 Apfel	1 Spritzer Zitrone

❶ Die Honigmelone schälen, in grobe Stücke schneiden und pürieren.

❷ Den nicht geschälten Apfel gut waschen, entkernen und entsaften, dann den Saft zur pürierten Honigmelone geben und vermischen.

❸ Die Orange auspressen, unter die Honigmelone-Apfel-Mischung geben und mit etwas frisch gepresstem Zitronensaft abschmecken.

Wirkung: Melonen sind stark entwässernd, spülen überschüssiges Salz und Harnsäure aus dem Körper und reinigen die Nieren. Das Pektin des Apfels bindet in Magen und Darm Stoffwechselschlacken und Schadstoffe und beschleunigt deren Ausscheidung.

Pro Portion 93 kcal • 390 kJ • 1,81g EW • 491 mg F • 19,3g KH

Apfel-Orangen-Saft

Zutaten für ca. 250 ml

1 Orange	2 Äpfel

Die Äpfel und die Orange entsaften und mischen.

Wirkung: Äpfel sind nicht nur gesund, sondern auch noch kalorienarme Sattmacher. Der hohe Pektingehalt senkt den Cholesterinspiegel und neutralisiert den Säuregehalt. Und die Orange macht gute Laune. Achtung: Verwenden Sie immer unbehandelte Äpfel, aber mit Schale!

Pro Portion 161 kcal • 678 g kJ • 1,68 g EW • 1,1 g F • 34,6 g KH

✳   ✳   ✳

Ingwer-Saft

Zutaten für ca. 250 ml

1/2 Apfel	1 Schuss Nussöl
2 Möhren	(Olivenöl)
20 g Ingwer	

❶ Den Apfel und die Möhren waschen und entsaften.
❷ Öl und frisch geriebenen Ingwer bzw. -pulver dazugeben.
Wirkung: Ingwer fördert das Entschlacken und den Abtransport von Säuren und Giftstoffen aus dem Körper, und der hohe Pektingehalt der Möhre und des Apfels regt die Darmtätigkeit an und verkürzt die Verweildauer des Speisebreis im Darm.

Pro Portion 72,4 kcal • 304 kJ EW • 2,54 g F • 11 g • 1,2 g KH

Orangen-Sellerie-Saft

Zutaten für ca. 250 ml

1 große Orange   4 Stangen Bleichsellerie

Orange und Bleichsellerie entsaften und mischen.

Wirkung: Auf Grund des hohen Kaliumgehaltes regt Sellerie besonders die Nierentätigkeit an und wirkt so entsäuernd und entwässernd. Die Orange liefert viel Vitamin C.

Pro Portion 89 kcal • 372 kJ • 2,95 g EW • 0,54 g F • 16 g KH

✳   ✳   ✳

Kartoffel-Möhren-Saft

Zutaten für ca. 250 ml

1/4 ungeschälte Kartoffel   1 Stück Ingwerwurzel
2 Möhren

❶ Kartoffel und Möhren entsaften und mischen.
❷ Den frischen Ingwer hineinreiben.

Wirkung: Kartoffeln enthalten viel Kalium, das unseren Säure-Basen-Haushalt reguliert. Möhren sanieren die Darmflora. Und der Ingwer fördert das Entschlacken und den Abtransport von Säuren und Giftstoffen aus dem Körper.

Pro Portion 40 kcal • 167 kJ • 1,34 g EW • 212 mg F • 7,82 g KH

✳   ✳   ✳

Kartoffel-Ingwer-Saft

Zutaten für ca. 250 ml

1 kleine Kartoffel   1/2 Apfel
1 mittlere Möhre   1 Stück Ingwer

❶ Kartoffel, Möhre und Apfel entsaften und mischen.

❷ Den Ingwer hineinreiben.

Wirkung: Kartoffeln enthalten viel Kalium, das unseren Säure-Basen-Haushalt reguliert. Der Ingwer fördert den Abtransport von Säuren und Giftstoffen aus dem Körper. Und der hohe Pektingehalt von Möhre und Apfel regt die Darmtätigkeit an und verkürzt die Verweildauer des Speisenbreis im Darm. Außerdem enthalten Äpfel Flavonoide, Pflanzenfarbstoffe, die das Herzinfarktrisiko vermindern helfen, Entzündungen hemmen, Allergien bekämpfen und gegen freie Radikale schützen.

Pro Portion 84 kcal • 354 kJ • 1,72 g EW • 463 mg F • 17,7 g KH

✳   ✳   ✳

Rettich-Grapefruit-Saft

Zutaten für ca. 250 ml

1 Rettich   1 Grapefruit

Beide Früchte entsaften und mischen.

Wirkung: Rettich fördert die Sekretion der Verdauungssäfte, und der hohe Vitamin-C-Gehalt sowie Fasern und Ballaststoffe machen die Grapefruit zum »Fettfresser« und Radikalenfänger. Auch Kalium und Magnesium der Grapefruit sorgen für eine wichtige Ergänzung der Mineralstoffe im Körper.

Pro Portion 108 kcal • 453 kJ • 2,99 g EW • 533 mg F • 18,4 g KH

Säfte für mittags

Grapefruit-Gurken-Saft

Zutaten für ca. 250 ml

1 Grapefruit	1/2 Bund Dill
1/2 Gurke	

❶ Die Grapefruit und die Gurke entsaften und mischen.

❷ Dill fein hacken und unterrühren.

Wirkung: Gurken sind die „superschlanken" Entsäuerer, weil sie kaum Kalorien bei hohem Kaliumanteil enthalten. Der hohe Vitamin-C-Gehalt sowie Fasern und Ballaststoffe machen die Grapefruit zum »Fettfresser« und Radikalenfänger, außerdem liefert sie wichtige Mineralstoffe.

Pro Portion 126 kcal • 530 kJ • 2,64 g EW • 737 mg F • 21,8 g KH

✳   ✳   ✳

Rote-Bete-Apfel-Saft

Zutaten für ca. 250 ml

1/2 Apfel	2 cm Ingwerwurzel
2 Möhren	1 Schuss Nussöl
1 Knolle Rote Bete	(Olivenöl)

❶ Die Früchte entsaften und miteinander mischen.

❷ Den frisch geriebenen Ingwer unterrühren.

❸ Einen Schuss Öl dazugeben, am besten Olivenöl.

Wirkung: Rote Bete ist allgemein stärkend, fördert die Gallensekretion, und der hohe Eisengehalt unterstützt die Blutbildung und entsäuert den Körper.

Pro Portion 152 kcal • 640 kJ • 2,85 g EW • 5,56 g F • 22,3 g KH

Anti-Kopfschmerz-Saft

Zutaten für ca. 250 ml

200 g frische Erdbeeren (oder Himbeeren bzw. Birnen)
1/2 Zitrone

5 bis 10 frische Pfefferminz-blätter
50 ml Mineralwasser

❶ Gewaschene Erdbeeren (oder je nach Verfügbarkeit Himbeeren bzw. entkernte Birnen) und Minze pürieren.
❷ Zitrone auspressen und beigeben.
❸ Mineralwasser dazugeben.
Wirkung: Erdbeeren sind wahre Vitamin-C-Bomben mit viel Folsäure, und die ätherischen Öle der Minze sind gut gegen Kopfschmerzen, die sich manchmal bei Fastenkuren einstellen.

Pro Portion 75 kcal • 315 kJ • 1,88 g EW • 926 mg F • 12,5 g KH

✳   ✳   ✳

Tomaten-Sellerie-Saft

Zutaten für ca. 250 ml

1 mittelgroße Tomate
1/2 Gurke

1/2 Zitrone
2 Stangen Bleichsellerie

Alle Früchte entsaften und miteinander vermischen.
Wirkung: Die Tomate unterstützt die Leber bei der Entgiftung. Gurken sind mit ihren wenigen Kalorien und ihrem hohen Kaliumanteil die „superschlanken" Entsäuerer.

Pro Portion 28 kcal • 117 kJ • 1,96 g EW • 331 mg F • 3,8 g KH

Tomaten-Spinat-Saft

Zutaten für ca. 250 ml

2 mittelgroße Tomaten   1 Bund Petersilie
5 bis 10 Spinatblätter

Früchte waschen, entsaften und miteinander mischen.
Wirkung: Spinat regt die Bauchspeicheldrüse, an und stärkt
Herz, Nerven und Leber. Petersilie liefert Vitamin C.

Pro Portion 28 kcal • 117 kJ • 1,96 g EW • 331 mg F • 3,8 g KH

Säfte für abends

Tomaten-Saft

Zutaten für ca. 250 ml

2 große Tomaten   Basilikum

❶ Tomaten entsaften.
❷ Basilikum fein hacken und zum Tomatensaft geben.
Wirkung: Die Tomate unterstützt die Leber bei der Entgiftung und macht optimistisch.

Pro Portion 33 kcal • 140 KJ • 1,87 g EW • 418 mg F • 4,94 g KH

❋ ❋ ❋

Ananas-Bananen-Saft

Zutaten für ca. 250 ml

100 g Ananas   1 Apfel
(oder Papaya)   1/2 Banane

❶ Ananas schälen und entsaften. Apfel entsaften.
❷ Die Säfte und die Banane gut miteinander vermischen.

Wirkung: Die Banane füllt die Mineralstoffspeicher, entsäuert durch ihren hohen Kaliumanteil und sorgt für gesunden Schlaf.

Pro Portion 168 kcal • 706 kJ • 1,64 g EW • 618 mg F • 37,7 g KH

✳   ✳   ✳

Johannisbeer-Rote-Bete-Saft

Zutaten für ca. 250 ml

1 Knolle Rote Bete

150 g schwarze Johannisbeeren

Früchte entsaften und miteinander vermischen.

Wirkung: Johannisbeeren sind wahre Vitamin-C-Bomben, und die Pflanzenfarbstoffe (Anthozyane) üben auf Zell-, Gehirn-, Drüsen- und Stoffwechselfunktionen eine positive Wirkung aus. Rote Bete enthält viel Eisen, was die Blutbildung fördert und bei der Entsäuerung des Körpers hilft.

Pro Portion 148 kcal • 621 kJ • 4,25 g EW • 0,45 g F • 28 g KH

✳   ✳   ✳

Mango-Guaven-Tomaten-Saft

Zutaten für ca. 250 ml

1 Tomate

1 Guave

1 Mango

Früchte entsaften und miteinander vermischen.

Wirkung: Mangos sind gut geeignet für säure- und magenempfindliche Menschen, und Sie haben einen positiven Einfluss auf das gesamte Verdauungssystem. Die Guave ist ein sehr guter Vitamin-C-Lieferant.

Pro Portion 221 kcal • 929 kJ • 3,42 g EW • 1,97 g F • 44,9 g KH

Ananas-Gurken-Saft

Zutaten für ca. 250 ml

1/4 Ananas   1/2 Gurke

Früchte entsaften und miteinander vermischen.

Wirkung: Das Enzym Bromelin in der Ananas regt die Eiweiß-spaltung und Fettverbrennung an, damit gilt die Ananas als Schlankmacher Nummer Eins. Zudem macht sie richtig satt, und das bei gerade einmal 56 Kalorien auf 100 g. Achtung: Nur frische Ananas verwenden! Bei Dosenfrüchten fehlt das Bromelin. Gurken entsäuern schonend und mit wenig Kalorien.

Pro Portion 169 kcal • 708 kJ • 2,23g EW • 735 mg F • 36,1g KH

MÖHREN-SÄFTE MIT ÖL

Möhren (Karotten) enthalten besonders viel Beta-Carotin, wie der Name schon suggeriert. Dieser orange-rote Farb-stoff ist eine Vorstufe (Provitamin) für Vitamin A, das der Körper hauptsächlich für die Augen und die Haut sowie als wichtiges Antioxidans gegen Angriffe von freien Radikalen benötigt. Vitamin A zählt zu den fettlöslichen Vitaminen – der Körper kann es also nur im Zusammenhang mit Fett ver-werten. Deshalb sollten Sie Säfte mit Möhren immer mit ein paar Tropfen Öl – etwa nativem Olivenöl – trinken.

Für möhrenhaltige Säfte außerhalb der Fastenzeit genügt allerdings meist das Fett, das Sie mit normaler Nahrung (Nüsse, Getreide, Milchprodukte, Fleisch, Fisch etc.) den Tag über aufnehmen.

Apfel-Trauben-Saft

Zutaten für ca. 250 ml

1 Apfel	½ Zitrone
200 g Trauben	1 Stück Ingwerwurzel

Früchte entsaften und miteinander vermischen. Den frischen Ingwer hineinreiben und nach Geschmack Zitronensaft hinzugeben.

Wirkung: Das Kalium der Weintrauben reguliert unseren Säure-Basen-Haushalt. Außerdem enthalten vor allem rote Sorten viele sekundäre Pflanzenstoffe gegen freie Radikale und Entzündungen. Der Ingwer fördert zusätzlich den Abtransport von Giften aus dem Körper.

Pro Portion 176 kcal • 737 kJ • 1,55 g EW • 622 mg F • 41,1 g KH

Bewegung und Entspannung

Falsche Ernährung, Stress und mangelnde Bewegung sind die Hauptgründe für chronische Übersäuerung. Das A und O der Heilung ist also neben einer notwendigen Ernährungsumstellung und weniger Stress ausreichend Bewegung. So werden die Säureschlacken in Ihrem Bindegewebe mobilisiert und können dann entweder später über die Niere oder über die Haut ausgeschieden werden. Zudem trägt Bewegung dazu bei, Stress abzubauen.

Ohne Bewegung geht's nicht

Also: Bewegung muss sein! Aber erst einmal ganz langsam. Denn wer rast, keucht. Und wer keucht, verbrennt kein Fett, sondern Kohlenhydrate mit zu wenig Sauerstoff. Anaerob, wie die Sportmediziner sagen. Dann steigt die Milchsäure im Blut an, und Ihr Körper wird sauer. Also: Welche Art von Bewegung ist besonders zu empfehlen?

Grundsätzlich muss es natürlich nicht immer gleich Sport sein. Auch ausgedehnte »flotte« Spaziergänge in der frischen Luft wirken sich außerordentlich positiv aus. Wer etwas mehr tun will oder kann, wird wahrscheinlich auf die etwas schnellere Variante Joggen kommen. Für diese natürlichste Form des Ausdauertrainings brauchen Sie fast keine Ausrüstung, und man kann es beinahe überall und jederzeit machen. Trotzdem: Bevor Sie als Untrainierter mit dem Laufen beginnen, ist ein ärztlicher Check-up ratsam, besonders ab dem 35. Lebensjahr. Neben einem Kreislauf-Check-up kann auch eine orthopädische Untersuchung hilfreich sein, um Erkrankungen der Wirbelsäule und der Gelenke sowie Fehlstellungen der Beine und der Füße abzuklären. Die können nämlich bei sportlicher Belastung frühzeitige Verschleißerscheinungen aufweisen.

Der optimale Fettverbrennungspuls

Wie aber läuft man richtig? Es gibt viele Faustformeln, wie man angeblich den persönlichen Fettverbrennungspuls finden kann. Hundertachtzig minus Lebensalter, sich während des Laufens unterhalten etc. Eine einfache, ganz auf die individuelle Konstitution zugeschnittene Methode ist: Wer beim Laufen zwei Schritte lang einatmet und drei Schritte lang ausatmet, bewegt sich automatisch im Sauerstoffüberschuss. Die Atmung fungiert dabei als eine Art Drehzahlbegrenzer. So kommt man dem optimalen Fettverbrennungspunkt zumindest sehr nahe. Und das Gute daran: Man braucht weder eine Uhr noch einen Pulsmesser und auch keinen »Mitläufer«, mit dem man sich unterhalten kann. Wenn man langsam läuft, wird Fett verbrannt, die Sauerstoffaufnahme und Durchblutung gefördert, die Stoffwechselprozesse unterstützt, Herz und Kreislauf trainiert und Schlacken und Säuren aus dem Körper gelöst.

Man kann den optimalen Puls auch von einem Sportmediziner messen lassen. Eine Pulsuhr hilft dann, mit dem optimalen Fettverbrennungspuls zu laufen, und warnt zudem bei gefährlicher Überlastung. Denn Laufen oder Joggen birgt für über 40-Jährige, besonders wenn sie übergewichtig sind, auch Gefahren.

So laufen Sie richtig

→ Die erste Regel: Sparen Sie nicht an den Laufschuhen. Lassen Sie sich dabei in einem Fachgeschäft beraten. Jeder Fuß braucht einen anderen Schuh. Am besten sind zwei Paar, die Sie abwechselnd tragen.

→ Die zweite und nicht weniger wichtige Regel lautet: langsam anfangen und auf den eigenen Körper hören, auf keinen Fall gegen ihn arbeiten. Bei Schmerzen und Beschwerden sofort kürzertreten. Heftige oder immer wiederkehrende Schmerzen müssen Sie von einem Arzt abklären lassen.

→ Wärmen Sie sich vor dem Laufen auf, etwa durch schnelles Gehen, und machen Sie Dehnübungen.

→ Kein Spurt am Ende! Beenden Sie das Training nicht abrupt, sondern laufen Sie langsam aus.

→ Optimal sind 30 Minuten, vier- bis fünfmal in der Woche. Doch damit muss man nicht beginnen. Laufen Sie erst einmal ein paar Minuten, dann etwas gehen und dann wieder ein paar Minuten laufen. Jeden Tag etwas länger. Aber immer ohne Anstrengung. Nach ein paar Wochen kann man dann vielleicht 20 Minuten am Stück laufen. Langsam, fröhlich und ohne jegliche Quälerei.

→ Laufen Sie am besten morgens oder abends. Vor dem Frühstück verbrennt unser Körper Fett anstatt des leicht verfügbaren Zuckers. Im Sommer ist es dann auch noch nicht so heiß, und die Ozon-Werte halten sich in Grenzen. Wer zu den Abendläufern gehört – auch gut. Dann können Sie die Stresshormone Ihres Arbeitstages abbauen. Wichtig: Versuchen Sie, jeden Tag immer zur gleichen Zeit zu laufen.

→ Machen Sie kleine Schritte, und halten Sie Kopf und Oberkörper aufrecht. Der Blick sollte einige Meter gerade nach vorn gerichtet sein und die Schultern entspannt. Lassen Sie die Arme locker vor- und zurückpendeln, die Ellbogen etwa im rechten Winkel. Machen Sie keine Faust.

Warum Sie laufen sollten

Laufen stärkt unser Herz-Kreislauf-System, steigert das Herzvolumen, senkt Blutdruck und Puls. Damit wird unser Herz schon ganz schön entlastet. Aber regelmäßiges Joggen leistet noch viel mehr:

→ Es verbessert unsere Durchblutung um bis zu 40 %, erhöht unser Blutvolumen und macht das Blut dünnflüssiger. Es beugt so Durchblutungsstörungen vor.

→ Es macht unsere Gefäße elastischer und beugt so Arteriosklerose vor.

→ Es steigert die Zahl der roten Blutkörperchen (Hämoglobin) und verbessert so die Versorgung mit Sauerstoff. In einigen Gehirnregionen nimmt die Sauerstoffzufuhr um bis zu 25 % zu. Beim Laufen kommen Ihnen die besten Ideen, es macht Sie wacher, und Sie bekommen einen klaren Kopf.

→ Es verbessert das Abatmen der laufend anfallenden Kohlensäure.

→ Es mobilisiert die Säureschlacken und fördert die Ausscheidung, etwa durch Schwitzen.

→ Es erhöht die Zahl unserer Fett verbrennenden Enzyme.

→ Es kräftigt unsere Muskulatur und wirkt so dem altersbedingten Muskelschwund entgegen.

→ Es regt unseren gesamten Stoffwechsel an und bewirkt einen höheren Kalorienverbrauch auch nach dem Laufen.

→ Es stärkt unser Immunsystem, ein idealer Schutz gegen Erkältungen. Zu viel Training und besonders anaerobes Laufen allerdings schwächt es.

→ Es wirkt gegen Stress und ist antidepressiv, weil Stresshormone abgebaut werden.

→ Es steigert die Konzentration unseres Sexualhormons Testosteron. Das Powerhormon für Libido, innere Kraft und Durchsetzungsvermögen.

→ Es schüttet die euphorisierenden Endorphine aus. Das lässt uns Schmerzen vergessen und macht uns optimistisch.

→ Es unterstützt die Bildung unseres Kreativitätshormons ACTH, das unseren Kopf kristallklar macht.

→ Es verbessert die Knochendichte und beugt Brüchen und Knochenschwund (Osteoporose) vor.

→ Es senkt die Blutfettwerte, die Konzentration des »bösen«

LDL (low density)-Cholesterins sinkt, die des »guten« HDL (high density)-Cholesterins, das die Gefäße reinigt, steigt.

Es muss nicht Laufen sein

Die Auswahl der richtigen Bewegungsart spielt gerade bei Übergewichtigen, bei älteren Menschen und bei Personen mit gesundheitlichen Problemen eine wichtige Rolle. Hier sollte man sich schon vor dem Beginn der sportlichen Aktivität und auch während des Trainings auf jeden Fall medizinischen Rat einholen. Jedoch: Es gibt für jeden die passende Methode, um sich in Bewegung zu setzen. Als Unterstützung für unseren Säure-Basen-Haushalt sind fast alle Bewegungsformen, die unseren Stoffwechsel ankurbeln und unsere Atmung »vertiefen«, von Vorteil. Wer aber möglichst viele Pfunde dabei ver-

GUT GEEIGNETE SPORTARTEN

→ Laufen (Joggen)
→ Schnelles Gehen (Walking)
→ Bergwandern
→ Radfahren
→ Schwimmen
→ Ski-Langlauf
→ Inline-Skaten (nach Schulung)
→ Aqua-Joggen bzw. Aqua-Fitness
→ Ergometertraining (Radfahren auf einem Standrad oder Laufen auf dem Laufband)
Diese Sportarten sollten drei- bis viermal in der Woche über 15 bis 30 Minuten durchgeführt werden.

lieren will, ist mit Joggen am besten beraten. Eine Alternative zum Joggen ist Walking. Das belastet den Gelenk- und Sehnenapparat weniger, verbrennt aber weniger Fett. Doch auch durch Walking kommt der Fettstoffwechsel in Gang. Radfahren ist gerade für Übergewichtige einfacher. Es verbrennt leider auch weniger Fett. Und man sollte dabei besonders aufpassen, nicht zu schnell zu fahren und nur noch Kohlenhydrate zu verbrennen. Schwimmen ist eine der besten Fortbewegungsarten für Übergewichtige. Es schont Gelenke und den ganzen Bewegungsapparat, ist aber auch nicht so effizient wie Laufen. Dafür schleppt man durch den Auftrieb nur einen Teil seines Gewichts herum, und es wirkt entspannend auf das Nervensystem.

Geheimnis Muskelkater

Wer beim Sport plötzlich »Gas gibt« und sich zu viel zumutet, bekommt es mit dem Kater zu tun. Aber nicht sofort, sondern erst nach einigen Stunden oder Tagen. Das ist zwar nicht gefährlich, kann er sehr unangenehm sein. Früher machte man die Übersäuerung durch Milchsäure dafür verantwortlich, heute weiß man, dass es sich um kleinste Verletzungen der Muskelfasern handelt. Das führt zu Entzündungen. Dazu kommt, dass in einer übersäuerten Muskulatur Milchsäure und Schlacken das Gewebe reizen und die Durchblutung stören. Lassen Sie Ihren Muskeln danach etwas Zeit und legen Sie eine kleine Trainingspause ein. Regen Sie die Durchblutung mit durchblutungsfördernden Salben an, auch Wechselduschen (zwei Minuten heiß, 20 Sekunden kalt) helfen. Gut sind Regenerationsbäder mit Rosmarin- oder Fichtennadel-Extrakten und Saunagänge.

So beugen Sie Muskelkater vor

→ Anfänger und »Sportartwechsler« sollten langsam an-
fangen.
→ Dehnen, Lockern und Aufwärmen vor dem Sport.
→ Training einige Minuten langsam auslaufen lassen.

Auf die Nährstoffversorgung achten

Eine gezielte Ernährung mit kohlenhydratreichen, leicht
verdaulichen Mahlzeiten ist die Grundlage für körperliche
Leistungsfähigkeit im Freizeit- wie im Leistungssport. Wer
allerdings zweimal in der Woche 30 Minuten joggt, wird
seine Nährstoffverluste gut mit der Ernährung ausgleichen
können. Direkt vor einer sportlichen Aktivität ist ausgie-
biges Essen tabu. Auch danach sind leicht verdauliche
Kohlenhydrate optimal. Sportliche Betätigung kann je
nach Intensität zu Mikronährstoffmängeln führen. Gründe sind eine Minderdurchblutung des Magen-Darmtraktes,
verstärkter Sauerstoff-Umsatz und damit einhergehender
Verbrauch an Antioxidantien oder der Verlust wichtiger
Mineralien durch erhöhte Schweißproduktion.

Natrium gegen Muskelkrämpfe

Natrium verbessert die Wasser- und Glukoseaufnahme. Bei
Natriumverlust durch starkes Schwitzen sollten Sie während oder unmittelbar danach Ihre Natriumspeicher wieder
auffüllen. Ein Mangel an Natrium erhöht die Krampfnei-
gung.

Kalium gegen Blei in den Beinen

Kalium stärkt Ihre Muskeln, füllt Ihre Kohlenhydratspeicher

auf und kontrolliert die Muskeln. Bei einem Mangel haben Sie »Blei in den Beinen«. Während des Sports steigt der Kaliumspiegel dann im Blut an. Deswegen sollten Sie während der Belastung keine kaliumhaltigen Getränke zu sich nehmen. Das erhöht den ohnehin hohen Kaliumspiegel im Blut und kann zu Herz-Rhythmusstörungen führen. Danach können kaliumreiche Nahrungsmittel wie Reis oder Kartoffeln nicht schaden, um das Glykogen in die Muskeln einlagern zu können.

Magnesium sorgt für Rückenwind

Dieser Tausendsassa unter den Mineralien steht für körperliche Leistungskraft, er organisiert die Sauerstoffversorgung in den Zellen. Über 300 Steuersubstanzen unseres Stoffwechsels brauchen Magnesium. Durch Schwitzen verlieren Sie verstärkt Magnesium, und unsere Nahrung liefert meist nicht genug. Deshalb: täglich zusätzlich 200 bis 300 mg aus der Apotheke.

Kalzium für Koordination

Kalzium sorgt dafür, dass Ihre Befehle den Muskel erreichen. Ohne Kalzium laufen Sie mit Gegenwind, Ihre Koordination und Bewegung ist gestört. Essen Sie Samen, Nüsse und Bohnen, aber auch in Milchprodukten steckt viel Kalzium.

Zink für starke Muskeln

Zink ist an mehr als 200 enzymatischen Prozessen beteiligt. Zusammen mit Mangan brauchen wir es, um das Powerhormon Testosteron zu bilden, das auch an unserem Muskelaufbau beteiligt ist. Zinkverarmung führt zur erhöhter Infektanfälligkeit. Außerdem ist Zink enorm wichtig für eine optimale Säureausscheidung über die Nieren. Als Bestandteil des Enzyms Karboanhydrase sorgt es für den Abtransport des Kohlendioxids bei der Atmung. Genauso wie Magnesium verschwindet Zink in großen Mengen mit dem Schweiß aus unserem Körper. Sesam, Weizenkleie, Bergkäse oder Kürbiskerne sind gute Quellen.

Chrom für Ausdauer

Das blitzende Spurenelement hilft, Glukose besser und schneller zu verarbeiten, und schützt so vor schnellem Glykogenverlust in unseren Muskeln. Die Glykogenkonzentration ist ein unmittelbares Maß für körperliche Leistungsfähigkeit. Eine Abnahme während der Belastung macht unsere Muskeln müde. Kakao und Nüsse bringen Ihren Chromspeicher auf Vordermann.

Eisen gegen schlappe Muskeln

Eisen ist maßgeblich an der Bildung unseres roten Blutfarbstoffes Hämoglobin beteiligt und damit am Sauerstofftransport in die Zellen. Die optimale Zufuhr und Ausnutzung von Sauerstoff ist eine Grundvoraussetzung für die Stoffwechselvorgänge in den Zellen.

Ohne Eisen haben Sie schlappe Muskeln, und Ihre Leistungskurve bekommt einen Knick. Wer viel Sport macht, vermehrt seine roten Blutkörperchen und braucht deshalb auch mehr Eisen. Mit dem Schweiß verlieren wir viel von dem Metall, und aus der Nahrung können wir nur etwa 20 % verwerten, dazu behindern Kaffee und schwarzer Tee zusätzlich die Eisenaufnahme. Vitamin C dagegen verbessert sie. Sojabohnen und Hülsenfrüchte bauen Ihren Eisenvorrat auf.

Vitamine gegen Radikale

Je intensiver Sie Sport treiben, desto stärker ist die Belastung durch freie Radikale. Um diese wirklich gefährliche Bande in Ihrem Körper unschädlich zu machen, brauchen Sie so genannte Antioxidantien. Beta-Karotin, Vitamin C und E und das Spurenelement Selen sind die besten »Radikalenfänger«. Das bringt zwar keine Leistungssteigerung, schützt aber Ihren Körper. Obst und Gemüse sind die ersten Adressen. Auch Flavonoide helfen bei der Bekämpfung der Radikale im Körper. Diese gelben, roten oder bläulichen Pflanzenfarbstoffe nehmen wir mit Früchten zu uns, und sie schützen die Zellen vor Oxidation.

Basische Lebensmittel gegen Übersäuerung

Sport bei schlechter Ernährung und ohne Zufuhr von Basenpulver kann zu latenter Übersäuerung beitragen. In der Zelle führt das zu einer herabgesetzten Enzymleistung und außerhalb zu einer Überladung des Bindegewebes durch Säureschlacken. Deshalb: weniger eiweißreiche Kost (Fleisch) und dafür mehr basische Lebensmittel.

Die zehn goldenen Regeln

Das Kölner Institut für Prävention und Nachsorge hat zehn Regeln aufgestellt, die Sie bei jeder sportlichen Betätigung beherzigen sollten.

1 Gesundheitsprüfung vor dem Sport

→ Besonders für Anfänger und Wiedereinsteiger über 35 Jahre.

→ Bei Vorerkrankungen oder Beschwerden.

→ Bei Risikofaktoren: Rauchen, Bluthochdruck, erhöhten Blutfettwerten, Diabetes, Bewegungsmangel, Übergewicht.

2 Sportbeginn mit Augenmaß

→ Langsam beginnen und die Belastung (Intensität, Häufigkeit und Dauer) nach und nach steigern.

→ Möglichst unter Anleitung (Verein, Lauftreff, Fitness-Studio) trainieren.

→ Informationen beim Landessportbund oder Sportärztebund einholen.

→ Sport möglichst drei- bis viermal pro Woche für 20 bis 40 Minuten.

3 Überbelastung beim Sport vermeiden

→ Nach dem Sport ist eine »angenehme« Erschöpfung normal.

→ Laufen ohne (starkes) Schnaufen.

→ Sport soll Spaß machen, keine Qualen bereiten.

→ Eventuell Trainingspuls vom Sportarzt geben lassen.

→ Besser »länger oder locker« als »kurz und heftig«.

4 Nach Belastung ausreichende Erholung

→ Nach einer sportlichen Belastung auf ausreichende Erholung (Regeneration, Schlaf) achten.

→ Nach intensivem Training »lockeres« Training einplanen.

5 Sportpause bei Erkältung und Krankheit

→ Bei »Husten, Schnupfen, Heiserkeit«, Fieber, Grippe oder sonstigen akuten Erkrankungen: Sportpause, anschließend allmählich wieder ins Training einsteigen.

→ Im Zweifelsfall den Sportarzt fragen.

6 Verletzungen vorbeugen und ausheilen

→ Aufwärmen und Dehnen nicht vergessen.
→ Verletzungen brauchen Zeit zum Ausheilen.
→ Schmerzen sind Warnzeichen des Körpers.
→ Zum Ausgleich vorübergehend andere Sportart betreiben.
→ Im Zweifelsfall den Sportarzt fragen.

7 Sport an Klima und Umgebung anpassen

→ Die Kleidung soll angemessen, funktionell, nicht unbedingt modisch sein.
→ Auf Luftaustausch achten und die Kleidung an die Witterung anpassen.
→ Bei Kälte: warme Kleidung, windabweisend, durchlässig für Feuchtigkeit (Schweiß) nach außen.
→ Bei Hitze: Training reduzieren, Flüssigkeitszufuhr beachten.
→ In der Höhe: verminderte Belastbarkeit beachten, Kleidung und Trinkverhalten anpassen.
→ Bei Luftbelastung durch Schadstoffe, Ozon: Training reduzieren, Sport auf den Morgen oder Abend verlegen.

8 Auf richtige Ernährung und Flüssigkeitszufuhr achten

→ Kohlenhydratreiche, ballaststoffreiche und fettarme (»südländische Kost«) Nahrungsmittel bevorzugen, Kalorien dem Körpergewicht anpassen.
→ Flüssigkeitsverlust nach dem Sport durch mineralhaltiges Wasser ausgleichen, bei Hitze mehr trinken.
→ Im Zweifelsfall den Sportarzt fragen.

9 Sport an Alter und Medikamente anpassen

→ Sport im Alter ist sinnvoll und notwendig. Er sollte vielseitig sein und Ausdauer, Kraft, Beweglichkeit und Koordination trainieren.

→ Einnahmezeitpunkt und Dosis von Medikamenten dem Sport anpassen.

→ Im Zweifelsfall den Sportarzt fragen.

10 Sport soll Spaß machen

→ Gelegentlich die Sportart wechseln.

→ In der Gruppe oder im Verein macht den meisten Sport mehr Spaß als allein.

→ Sport auch in den Alltag integrieren, z.B. Treppen steigen statt Aufzug fahren.

→ Auch schnelles Gehen (Walking) ist Sport.

→ Wird gewohnter Sport plötzlich zu anstrengend, sollten Erkrankungen ausgeschlossen werden.

→ Regelmäßige, auch sportärztliche Vorsorgeuntersuchung hilft, Schäden zu vermeiden.

Sport – auf die Dosierung kommt es an

Sport ist gesund. Allerdings: Wer es übertreibt, schadet seinem Körper mehr, als er ihm nützt. Das belegen auch Statistiken, die zeigen, dass ehemalige Leistungssportler schneller krank werden als Menschen, die wenig Sport treiben.

Der Grund ist, dass zu viel Sport und zu starke körperliche Belastungen auf den Körper wie ungesunder Stress wirken. Die Stresshormone Adrenalin und Noradrenalin werden vermehrt ausgeschüttet, und der Cortisolspiegel steigt. Dadurch nimmt auf Dauer die geistige und körperliche Leistungsfähigkeit wieder ab. Das Immunsystem wird geschwächt und anfälliger für Infektionen. Zudem bildet bei längerer Überanstrengung im anaeroben Bereich unser Körper mehr Milchsäure und übersäuert so Blut, Organe und Muskeln. Damit nicht genug, ein Anstieg der Konzentration an freien Radikalen schädigt unsere Körperzellen zusätzlich.

Ein gesundes Training hingegen findet in dem Bereich statt, wo der Körper unsere Muskeln ausreichend mit Sauerstoff versorgen kann – im so genannten aeroben Bereich. Freizeitsportler sollten sowieso ihre sportlichen Aktivitäten in diesem Bereich absolvieren. Wer bei richtigem Puls trainiert, kann sein Immunsystem deutlich verbessern. Wer meint, dass mehr Belastung die Pfunde schneller schmelzen lässt, irrt sich. Abnehmen findet nur im aeroben Bereich

KOHLENHYDRATE – SUPERKRAFTSTOFF FÜR DIE MUSKELN

Vollkornprodukte, Hülsenfrüchte, Obst und Gemüse liefern Energie in Form komplexer Kohlenhydrate. Die werden langsam abgebaut und liefern so über einen längeren Zeitraum Energie. Dazu glänzen diese Lebensmittel mit einer Menge von Vitaminen, Mineral- und Ballaststoffen. Die »einfachen« Brüder der komplexen Kohlenhydrate wie der Zucker in Süßigkeiten oder Limonade haben außer Energie nichts zu bieten. Sie machen zwar schnell wieder fit, doch genauso schnell zeigt die Fitnesskurve wieder nach unten, und Sie fühlen sich schlapper als vorher.

Durch Training und einen kohlenhydratreichen Speiseplan können Sie Ihre Glykogenvorräte vergrößern. Essen Sie dazu nach dem Sport, wenn Ihre Speicher leer sind, viele Kohlenhydrate. Wer lange Strecken läuft, kann sich nach etwa 30 Minuten über die Umstellung auf Fettverbrennung freuen. Diese Fettreserven reichen schon für mehrstündige Belastungen aus. Man braucht also nicht zusätzlich zur Schweinshaxe zu greifen.

statt. Denn dann bleibt der Blutzuckerspiegel konstant und es wird tatsächlich Fett verbrannt. Im anaeroben Bereich hingegen verbrennt unser Körper hauptsächlich Zucker, aber kein Fett. Da der Blutzuckerspiegel zudem stark absinkt, sorgt der nachfolgende Heißhunger für weitere Pfunde.

Einfach entspannen

Neben falscher Ernährung und mangelnder Bewegung gehören Stress und negative Gefühle wie Ärger, Neid oder Hass zu typischen Gründen für eine Störung unseres Säure-Basen-Haushaltes. Das ist auch nicht weiter verwunderlich, stellen doch Körper und Psyche eine Einheit dar. Was uns reizt und bewegt, wirkt sich sofort auf unseren Stoffwechsel aus und übersäuert ihn. »Ich bin sauer« – dieser Ausdruck sagt eigentlich schon alles. Und dabei bewegen wir uns in einem Teufelskreis: Was uns stresst, macht uns sauer, und eine Übersäuerung führt auf der anderen Seite dazu, dass ohne Grund Stresshormone ausgeschüttet werden.

Unser vegetatives Nervensystem steuert alle wichtigen Körperfunktionen, auf die wir bewusst keinen Einfluss haben: den Herzschlag, die Verdauung, unsere Atmung, die Körpertemperatur, aber auch Energie, Spannkraft und Freude. Dabei wird es aber von jeder Emotion, jeder Stimmungslage und jedem Stress beeinflusst. Verantwortlich dafür sind zwei eigentlich widerstreitende Systeme: der aktive Sympathikus – zuständig für Abwehr, Angriff, Flucht und Nahrungssuche. Ihn brauchen wir beim Kampf, Sport oder etwa bei einer hitzigen Diskussion. Sein für unsere Ruhezustände zuständiger Kontrahent, der Parasympathikus, lässt uns gähnen, wenn wir müde sind, oder entspannen, er steuert unseren Schlaf und die Verdauung.

Stress – das typische Muster

Wenn wir im Stress sind, läuft das noch genauso ab wie bei unseren Vorfahren vor 10.000 Jahren. Ein wildes Tier oder eine andere lebensbedrohliche Situation löst erst einmal den bekannten Adrenalinschub aus: Unser Herz schlägt schneller, Lunge und Muskulatur werden stärker durchblutet, die Bronchien werden weiter, um mehr Sauerstoff zur Verfügung zu stellen – unser Körper reagiert dann hauptsächlich durch Reflexe. Das wäre nicht weiter ungesund, wenn wir nach dem Adrenalinschub nach wie vor weglaufen würden. Dann würde die bereitgestellte Energie verbraucht, und unser Stoffwechsel käme wieder ins Lot. Aber das tun wir natürlich nicht, denn moderner Stress zeichnet sich dadurch aus, dass es erst einmal kein Entrinnen gibt. Ärger, ausweglose Situationen, Lärm oder permanenter Zeitdruck sind nicht akut, sondern chronisch.

Klingt fast aussichtslos. Aber so ganz hilflos sind wir unserem vegetativen Nervensystem nicht ausgeliefert. Mit gezielten Entspannungsübungen können wir auf den gelassenen, ruhigen und entspannten Parasympathikus umschalten. Das fördert unsere Entsäuerung und hilft uns, zusammen mit Bewegung und gesunder Ernährung dem sauren Teufelskreis zu entrinnen.

ENTSPANNUNG KANN MAN ÜBEN

Entspannen können Sie auf vielfältige Weise: Es gibt Atemübungen, einfache Übungen aus dem Yoga und Tai Chi oder etwa progressive Muskelentspannung. Auch eine kleine Meditation noch vor dem Aufstehen im Bett hilft, den Tag sehr viel gelassener anzugehen.

Autogenes Training – Entspannung auf Knopfdruck

Mit autogenem Training erreichen Sie in kürzester Zeit einen Zustand der Tiefenentspannung. Sie lernen Stress und Ängste abzubauen, um wieder neue Energien zu tanken. Sie können besser einschlafen, Kopfschmerzen und Nervosität lassen merklich nach und Sie fühlen sich besser und ausgeglichener. Zudem stärken Sie Ihr Immunsystem und beugen stressbedingten psychosomatischen Krankheiten vor.

Das zugrundeliegende Prinzip ist denkbar einfach: Wir alle kennen den Effekt, dass sich mit psychischer Anspannung auch der Köper verspannt. Die Wirksamkeit des autogenen Trainings beruht genau auf der entgegengesetzten Annahme, dass ein ruhiger Körperzustand auch die Beruhigung des psychischen Zustandes hervorrufen kann.

Jeder kann autogenes Training lernen. Es kostet kein Geld und nur wenig Zeit – zwei bis dreimal täglich drei bis fünf Minuten. Die Entspannungstechnik eignet sich für Kinder,

EINE ANERKANNTE METHODE

Das »aus dem Selbst entstehende Üben« ist eine auf Autosuggestion basierende Entspannungstechnik. Sie wurde vom Berliner Psychiater Johannes Heinrich Schultz aus der Hypnose entwickelt und 1926 erstmals vorgestellt. Heute ist das autogene Training eine weit verbreitete und anerkannte Psychotherapiemethode und zählt noch vor Yoga oder Thai Chi zu den am häufigsten eingesetzten Entspannungstechniken. Die Wirkungsweise des autogenen Trainings wurde mit naturwissenschaftlichen Methoden nachgewiesen.

Jugendliche und Erwachsene gleichermaßen. Kinder sollten allerdings mit ihren Eltern üben. Gesunde können die Methode alleine lernen, bei bestimmten Indikationen wie etwa chroni-

FAKTEN ZUM VEGETATIVEN NERVENSYSTEM

Das vegetative Nervensystem steuert elementare Körperfunktionen wie Wärmehaushalt, Atmung, Stoffwechsel, Blutdruck und Herzfrequenz. Es ist permanent und ohne unseren willentlichen Einfluss im Einsatz. Dabei sorgen die beiden Nervenstränge Sympathikus und Parasympathikus als Gegenspieler für den Wechsel von Spannung und Entspannung. Der Sympathikus ist für die Leistungsbereitschaft des Körpers zuständig. So steigert etwa unser altes Kampf- und Fluchtsystem den Blutdruck und die Herzfrequenz. Der Parasympathikus dagegen sorgt für Ruhe und Entspannung sowie für die Versorgung unserer inneren Organe.

Ein harmonisches Verhältnis zwischen Spannung und Entspannung ist die Voraussetzung für Gesundheit und Wohlbefinden. Reizüberflutung oder dauerhafte Leistungsüberforderung bringen das Verhältnis zwischen Sympathikus und Parasympathikus aus dem Gleichgewicht. Hält dieser Zustand über längere Zeit an, führt dies zu schwerwiegenden funktionellen und organischen Störungen.

Durch regelmäßiges autogenes Training merkt sich Ihr Körper die Abläufe und automatisiert das schnellere Umschalten von sympathischer Erregung auf parasympathische Entspannung. Dabei verlagert sich ebenso das Gleichgewicht des vegetativen Nervensystems allmählich zugunsten des Parasympathikus. Die Umschaltvorgänge im Gehirn konnten inzwischen sogar mit bildgebenden Verfahren gezeigt werden.

schen Krankheiten müssen Sie aber auf jeden Fall ärztliche Anleitung in Anspruch nehmen. Auch werden in den meisten Volkshochschulen Gruppenkurse angeboten und viele Krankenkassen ersetzen zumindest teilweise die Kosten.

Autogenes Training – so geht's!

Es ist anfangs natürlich nicht einfach, sich auf Knopfdruck zu entspannen. Wenn die gewünschten Ergebnisse nicht sofort spürbar sind, verliert man leicht die Geduld. Jedoch führen auch schon wenige Übungen zu ersten angenehmen Wirkungen, die Sie ermutigen werden weiterzumachen. Nach zwei bis drei Monaten hat man dann seine »Entspannung« fest in den Alltag integriert und stellt fest: Es wirkt. Man kann besser einschlafen, Kopfschmerzen und Nervosität lassen nach und nach jeder Übung fühlt man sich, als hätte man tief geschlafen.

Sie beginnen erst dann mit der nächsten Übung, wenn die vorangegangene ihre Wirkung gezeigt hat. Lassen Sie Ihrem Körper Zeit und erwarten Sie keine schnellen Erfolge.

Sie können autogenes Training im Sitzen oder im Liegen an einem ruhigen, ungestörten Ort ausüben. Für Anfänger ist es allerdings meist einfacher, die ersten Übungen im Liegen zu absolvieren. Wer die Übungen beherrscht, entspannt sich grundsätzlich auch in jeder anderen Körperhaltung.

Beim Üben im Sitzen nehmen Sie auf einem Stuhl in der Droschkenkutscherhaltung Platz: Po auf den vorderen Teil der Sitzfläche, die Füße fest auf den Boden, Beine leicht geöffnet, Hände liegen locker auf den Oberschenkeln, der Rücken ist leicht gekrümmt, der Kopf gesenkt. Sitzen hat den Vorteil, dass Sie es überall üben können – im Büro, in der Mensa, in der U-Bahn. Im Liegen können Sie mit aufgestellten Füßen und leicht angewinkelten Knien oder ausgestreckt trainieren. Die Arme liegen seitlich am Körper an.

Autogenes Training – die sechs Grundübungen

Beim Üben schließen Sie die Augen, Sie nehmen sich Zeit und verbannen Gedanken an andere Verpflichtungen. Nach einer jeweils anfänglichen Ruheformel (»Ich bin ganz ruhig. Die Gedanken kommen und gehen. Nichts kann mich stören.«) folgen die sechs Grundübungen: Schwere, Wärme, Atem, Herz, Sonnengeflecht und Kopf.

Um die hypnotische Wirkung zu erzielen, werden die einzelnen Übungen durch knappe, monotone Formeln (siehe Tabelle Seite 217) eingeleitet, die Sie sich im Geiste immer wieder vorsagen und vorstellen. Dabei kann der Wortlaut auch variieren – aber niemals in Richtung negativ!

❶ **Schwereübung:** Sie beginnen mit dem Satz »Mein rechter Arm wird schwer«. Konzentrieren Sie sich nur auf diesen Satz, lassen Sie die Schrift vor Ihrem geistigen Auge vorbeiziehen. Wenn Ihre Gedanken abschweifen, kehren Sie einfach ohne jeden Zwang und Ärger zu der Schrift zurück. Dabei kontrollieren Sie nicht, ob der Arm tatsächlich schwer wird. Er wird es sicher nicht beim ersten Mal.
Nach etwa sechs Wiederholungen »wachen« Sie wieder auf. Ballen Sie dazu die Hände zu Fäusten, beugen Sie die Arme und pressen Sie sie gegen den Oberkörper. Wiederholen Sie diesen Vorgang dreimal, während Sie innerlich folgende Formel sprechen: »Arme fest, tief atmen, Augen auf.«
Wenn Sie diese Übung täglich mindestens dreimal am Tag durchführen, wird sich nach ein bis zwei Wochen der erste Erfolg einstellen. Der Arm wird tatsächlich schwer. Danach erweitern Sie Ihren Übungssatz durch »Meine beiden Arme werden schwer«. Nach ein paar Tagen, wenn beide Arme schwer geworden sind, folgt der Satz »Meine Arme und Beine werden schwer«. Tritt auch hier die Schwere ein, gehen Sie zur zweiten Übungseinheit über.

❷ **Wärmeübung:** Nach der »Schwereübung« hängen Sie einen zweiten Satz an, der ebenso sechsmal wiederholt wird: »Mein rechter Arm wird warm«. Sobald Sie ein Wärmekribbeln im Arm spüren, erweitern Sie die Formel wieder und sprechen innerlich: »Meine beiden Arme werden warm«. »Kribbeln« beide Arme, nehmen Sie mit »Meine Arme und Beine werden angenehm warm« wieder die Beine hinzu. Die Übung endet mit der Formel: »Arme fest! Tief Luft holen! Augen auf!«

❸ **Atemübung:** Es dürften nun vier bis sechs Wochen vergangen sein, und Sie werden sich besonders *nach* den Übungen schon gut entspannt fühlen. Nach der Schwere- und Wärmeübung folgt nun mit »Mein Atem fließt ruhig und gleichmäßig« die Atemübung. Lassen Sie dabei den Atem fließen, so wie er gerade kommt. Danach beginnt wieder das Aufwachen: »Arme fest! Tief Luft holen! Augen auf!«

❹ **Herzübung:** Nach weiteren ein bis zwei Wochen folgt mit »Mein Herz schlägt ganz ruhig« die nächste Übung. Wer Herzprobleme hat, muss auf jeden Fall einen Arzt konsultieren. Manche Ärzte empfehlen auch, den »Herz-Satz« nur dreimal zu wiederholen. Sie wachen auf mit der Formel: »Arme fest! Tief Luft holen! Augen auf!«

❺ **Sonnengeflechtsübung:** Wenn nicht medizinische Gründe dagegensprechen, kommt etwa zwei Wochen später der fünfte Satz dazu: »Mein Sonnengeflecht wird strömend warm.« Wer sich das nicht vorstellen kann, nimmt stattdessen »Mein Bauch wird strömend warm«. Neben der Wärmewirkung fängt es oftmals an, im Unterleib zu blubbern – ein Zeichen für Entspannung. Die Übung endet mit den Sätzen: »Arme fest! Tief Luft holen! Augen auf!«

❻ **Kopfübung:** Als sechster und letzter Satz vervollständigt »Mein Stirn ist leicht kühl« die dann komplette Übung.

BEISPIELE FÜR AUTOSUGGESTIVE SÄTZE

Schwere	»Meine Arme und Beine sind angenehm schwer.« »Mein rechter (linker) Arm ist ganz schwer.«
Wärme	»Meine Arme und Beine sind ganz warm.« »Mein rechter (linker) Arm ist ganz warm.« »Meine Arme und Beine werden angenehm warm.«
Atem	»Meine Atemung ist ruhig und gleichmäßig.« »Mein Atem fließt ruhig und gleichmäßig.« »Es atmet mich.«
Herz	»Mein Herz schlägt ruhig und kräftig.« »Mein Herz schlägt ruhig und regelmäßig.« »Mein Herz schlägt ruhig, kräftig und regelmäßig.« ACHTUNG: Auf keinen Fall: »Mein Herz schlägt langsam« oder Ähnliches.
Sonnengeflecht	»Mein Sonnengeflecht ist strömend warm.« »Meine Mitte ist strömend warm.« »Mein Bauch ist strömend warm.«
Kopf	»Meine Stirn ist angenehm kühl.« »Mein Kopf ist klar. Meine Stirn ist kühl.« ACHTUNG: Auf keinen Fall: »Mein Kopf ist ganz kalt« oder Ähnliches.

Auch hier empfehlen Ärzte, diesen Satz nur dreimal zu wiederholen.

Nicht vergessen: Zum Schluss folgt wie nach jeder kompletten Übung das Aufwachen mit der Formel »Arme fest, tief atmen, Augen auf«.

Nach der Pflicht kommt die Kür

Je öfter Sie üben, desto schneller treten die Effekte auch wirklich ein. Wenn Ihr Körper auf Entspannung trainiert ist, können Sie die Zahl der Wiederholungen vermindern, bis Sie sich jeden Satz nur noch einmal kurz vorstellen müssen.

Allerdings: Nur wer durchhält, wird belohnt. Um die Wirkung aufrechtzuerhalten, müssen Sie einmal am Tag die Übungen absolvieren – ein Leben lang!

Wer jedoch diese Pflichtübung der so genannten Grundstufe des autogenen Trainings verinnerlicht hat, der kann darauf aufbauend weitere Sätze hinzufügen, um persönliche Probleme zu bearbeiten – etwa um mit dem Rauchen aufzuhören oder sein Selbstbewusstsein zu erhöhen.

Progressive Muskelentspannung

Diese Form der Entspannung baut sehr schnell Stress ab und ist sehr leicht zu erlernen. Zudem können die Übungen ohne großen Aufwand überall angewandt werden. Das Prinzip beruht darauf, dass eine kräftige Anspannung der Muskulatur zu einer verstärkten Durchblutung des Muskels führt. Dies wird dann in der Entspannungsphase als strömende Wärme empfunden. Danach ist man oft angenehm müde und entspannt. Eine wohltuende Ruhe und Entspannung von Körper und Geist durchströmt den ganzen Körper. Wichtig:

Atmen Sie auch in der Anspannung ruhig weiter. Am besten übt man im Liegen. Sitzen ist aber auch möglich. Die Übungen variieren dann allerdings etwas. Zunächst werden die Muskeln einer Hand angespannt (Faust ballen) und wieder gelockert, dann die der anderen Hand, schließlich beide zusammen. So geht man die Muskelpartien des ganzen Körpers durch. Wichtig: Halten Sie während der Übung, auch in der Anspannungsphase, nie den Atem an. Atmen Sie ruhig und entspannt weiter. Die Anspannung wird jeweils für etwa sechs Sekunden gehalten. Danach folgt eine Entspannungsphase von ungefähr 20 Sekunden. In dieser Zeit sollten Sie mit Ihren Gedanken nachfühlen, wie sich der Muskel entspannt.

Zehn Übungen im Liegen

❶ Biegen Sie Ihre Füße zur Zehenfaust (Zehen in Richtung Fußsohle). Etwa drei Atemzüge anhalten, dann entspannen und dem warmen, schweren Gefühl etwa 20 Sekunden nachspüren.

❷ Ziehen Sie Ihre Zehenspitzen an und spannen Sie dadurch die Wadenmuskulatur an. Etwa drei Atemzüge anhalten, dann entspannen und dem warmen, schweren Gefühl etwa 20 Sekunden nachspüren.

❸ Pressen Sie Ihre Beine zusammen, drücken Sie die Fersen fest in den Boden und die Beine fest durch. Etwa drei Atemzüge anhalten, dann entspannen und dem warmen, schweren Gefühl etwa 20 Sekunden nachspüren.

❹ Kneifen Sie Ihre Pobacken fest zusammen. Etwa drei Atemzüge anhalten, dann entspannen und dem warmen, schweren Gefühl etwa 20 Sekunden nachspüren.

❺ Spannen Sie die Bauchmuskulatur an, indem Sie den Lendenbereich fest in den Boden drücken. Etwa drei Atemzüge anhalten, dann entspannen und dem warmen, schweren Gefühl etwa 20 Sekunden nachspüren.

❻ Ziehen Sie die Schulterblätter zusammen und drücken Sie beide gleichzeitig auf den Boden. Etwa drei Atemzüge anhalten, dann entspannen und dem warmen, schweren Gefühl etwa 20Sekunden nachspüren.

❼ Strecken Sie beide Arme seitlich am Oberkörper ganz durch, die Fingerspitzen ziehen Sie nach oben und die Handballen in Richtung Füße. Etwa drei Atemzüge anhalten, dann entspannen und dem warmen, schweren Gefühl nachspüren.

LEICHTE MEDITATION

Setzen Sie sich in den Fersen-, Lotus- oder Schneidersitz. Wer will, kann sich auch auf einen Stuhl setzen. Dabei ist die aufrechte Wirbelsäule von entscheidender Bedeutung, da der gerade Rücken den Geist aufmerksam und beweglich hält. Der Körper ruht sich aus, ohne seine Haltung aufzugeben. Konzentrieren Sie sich nur auf Ihre Atmung. Auf das immer wiederkehrende Einatmen und Ausatmen. Lassen Sie die Gedanken einfach wie selbstverständlich kommen und gehen. Zwingen Sie sich zu nichts. Auch wenn Sie an bestimmten Gedanken »hängen bleiben«. Konzentrieren Sie sich einfach wieder auf Ihre Atmung. Lassen Sie sich nicht entmutigen, wenn es Ihnen nicht sofort gelingt, Ihre Gedanken »laufen« zu lassen. Das braucht Zeit und Übung. Und es geschieht anfangs sicher auch nur für wenige Augenblicke. Wenn Sie sich aber über einen längeren Zeitraum nur auf Ihre Atmung konzentrieren können, stellt sich automatisch ein meditativer Zustand ein – fernab von jedem Stress.

❽ Ziehen Sie Ihr Kinn in Richtung Brustbein, bei lang her-
ausgezogener Halswirbelsäule, und drücken Sie Ihren Kopf
fest auf den Boden. Etwa drei Atemzüge anhalten, dann
entspannen und dem warmen, schweren Gefühl etwa 20
Sekunden nachspüren.

❾ Kneifen Sie die Augen fest zusammen. Kräuseln Sie die
Nase, ziehen Sie die Lippen in den Mund hinein und drücken Sie die Zunge fest an den Gaumen. Etwa drei Atemzüge anhalten, entspannen und dem warmen, schweren
Gefühl nachspüren.

❿ Zum Abschluss spannen Sie alle Muskeln gleichzeitig an
und lassen dann locker. Streifen Sie in Gedanken durch
Ihren Körper und spüren Sie der Schwere und der Ruhe
einige Minuten nach.

Raffinierte basische Kartoffelrezepte

Um 1800, zur Zeit des »alten Fritz«, des Königs von Preußen, war die Kartoffel das Manna des Volkes. Man aß sie zu jeder Mahlzeit. Auch heutzutage kommt die »dolle Knolle« noch in vielen Haushalten mehrmals pro Woche auf den Tisch. Sie macht nicht nur satt, sondern sie ist außerordentlich gesund und auch unglaublich vielseitig.

Kartoffel – das steckt drin

Kartoffeln bestehen etwa zu 18% aus komplexen Kohlen-hydraten in Form von Stärke, 2% biologisch hochwertigem Eiweiß und Fett in geringsten Spuren. Und mit nur 70 Kalorien pro 100 g gehören sie nicht gerade zu den Dickmachern. Dazu strotzt die unscheinbare Knolle nur so von wertvollen Nährstoffen. Neben einer Menge Kalium hat sie viel Kalzium, Magnesium und Eisen. Alles sehr wichtige Mineralstoffe für unseren Säure-Basen-Haushalt. Dazu können Sie mit einer Portion Kartoffeln fast die Hälfte Ihres täglichen Vitamin-C-Bedarfs decken. Allerdings trifft das nur auf junge Kartoffeln zu. Und: Viele Vitamine sitzen direkt unter der Schale. Junge

DAS SOLLTEN SIE BEIM KARTOFFELKAUF BEACHTEN

Eine gute Kartoffel sollten trocken sein, einen erdigen Geruch und eine gleichmäßige gelb-braune Farbe haben. Auf keinen Fall dürfen die Knollen feucht sein und Runzeln oder Druck-stellen aufweisen. Muffig riechende Knollen sind bereits zu lange gelagert worden. Nachteil: Das Vitamin C baut sich mit zunehmender Lagerzeit ab. Deshalb sollten Kartoffeln auch innerhalb von zwei Wochen nach dem Einkauf verzehrt werden. Kaufen Sie niemals Kartoffeln im Plastiksack, denn darin schimmeln sie schneller. Ideal ist ein Gitternetz aus Naturfasern, Kunststoff (Zwiebelsack) oder ein Papiersack. Kartoffeln mit Keimlingen oder grünen Stellen enthalten das schädliche Solanin. Es wirkt sich negativ auf den Geschmack aus und kann sogar zu Krebs führen. Die besten Kartoffeln bekommen Sie direkt beim Bauern oder im Bioladen.

Kartoffeln schonend in Dampf gegart mit dünner Schale gegessen, füllen Ihre Vitamin-Depots am besten auf. Auch sollten Sie geschälte Kartoffeln nur kurz abbrausen und niemals im Wasser liegen lassen, denn das ist der Tod vieler Nährstoffe.

Am besten mit Schale

Untersuchungen haben gezeigt, dass beim Kochen von Salzkartoffeln bis zu 60 % Vitamin C und bis zu 25 % Eisen verloren gehen. Gart man die Knolle jedoch in der Schale, verringert sich der Vitamin-C-Verlust auf 30 %, und der Eisengehalt bleibt praktisch gleich.

Warenkunde Kartoffeln

Alle Kartoffelsorten aufzuzählen, würde das Buch mehr als sprengen. In Deutschland sind ungefähr 150 Sorten zugelassen. Die meisten davon sind aber sowieso nur regional erhältlich. Kartoffelsorten werden hauptsächlich mit ihren Kocheigenschaften festkochend, vorwiegend festkochend und mehligkochend beschrieben. Nach dem Reifegrad unterscheidet man außerdem frühe, mittelfrühe, mittelspäte und späte Sorten.

Die Sorten im Überblick

Festkochende Kartoffeln

Man nennt sie auch Salat- oder Speckkartoffeln. Sie behalten auch nach dem Kochen ihre Struktur. Geeignet für alle Kartoffelgerichte, die aus Scheiben bestehen. Ideal für Kartoffelsalat, Bratkartoffeln, Gratins, Röstis und Pellkartoffeln mit Biss.

→ Cilena: Frühe Sorte. Juli bis Mitte August.

→ Sieglinde: Sehr beliebte, frühe Sorte. Schon ab Mai kommt sie aus Sizilien zu uns.

→ Bamberger Hörnchen: Mittelfrühe Sorte, von August bis Mitte September erhältlich. Besondere Spezialität mit ausgezeichnetem Geschmack.

→ Nicola: Sehr gängige, mittelfrühe Sorte. Kommt schon ab Januar aus Marokko oder Zypern.

→ Hansa: Besonders in Norddeutschland sehr gängige, mittelfrühe Sorte. August bis Mitte September erhältlich.

→ Weitere festkochende Sorten: Forelle, Exquisa, Linda, La Ratte, Selma.

Vorwiegend festkochende Kartoffeln

Diese Allround-Sorten werden beim Kochen mittelfest und springen auch als Pellkartoffeln nur wenig auf. Geeignet bei Gerichten mit Kartoffeln als Beilage, aber auch als Salz- und Pellkartoffeln, Gratins, Folienkartoffeln oder Pommes frites.

→ Christa: Frühe Sorte mit ausgeprägtem Kartoffelgeschmack. Anfang Juni bis Mitte Juli und September bis Dezember erhältlich.

→ Spunta: Frühe Sorte, die schon im Januar aus Sizilien kommt.

EINE BESONDERE SORTE

Wenn Sie irgendwo Bamberger Hörnle finden – unbedingt ausprobieren. Sie sind nicht die Billigsten, aber der Geschmack ist hervorragend. Wegen ihrer langen und dünnen Form werden sie regional auch Fingerkartoffel genannt. Das »Hörnchen« ist festkochend und besonders im Kartoffelsalat eine Delikatesse.

→ Desiree: Mittelfrühe Sorte mit rötlicher Farbe. Schmeckt nicht nur gut, sieht auch schön aus. Mitte August bis Ende September erhältlich.

→ Granola: Gängige, mittelfrühe Sorte, die gut lagerfähig ist. Kommt Mitte August bis Ende September.

→ Weitere vorwiegend festkochende Sorten sind: Gloria, Grata, Liu, Quarta, Secura, Solara.

Mehligkochend

Diese Sorten gehen allgemein zurück. Sie haben den höchsten Stärkegehalt und die dickste Schale. Ideal sind sie für Püree, Knödel, Suppen und Eintopfgerichte.

→ Bintje: Besonders in Supermärkten beliebte und gängigste mittelfrühe Sorte. Kommt August bis Mitte September.

→ Aula: Späte Sorte mit kräftigem Geschmack und gut zum Einkellern geeignet. August bis Mitte September erhältlich.

→ Weitere mehligkochende Sorten: Datura, Irmgard, Primura.

Hauptgerichte – klassisch raffiniert

Leider taucht die Kartoffeln hier zu Lande meist nur in Form von Salz- oder Pellkartoffeln als Beilage oder in »veredelter« Form aus der Tüte oder Tiefkühltruhe auf. Letzteres ist besonders traurig, da die Mehrzahl der wertvollen Inhaltsstoffe sich da schon verabschiedet haben. Entdecken Sie mit folgenden Rezepten die Knolle neu. Neben Basics wie Kartoffelpüree und Gratins finden Sie hier auch exotische und »sterneverdächtige« Rezepte.

Backblechkartoffeln

Zutaten für 4 Personen

1 kg festkochende	Salz
Kartoffeln	Kümmel nach Belieben
1 EL Olivenöl	

❶ Kartoffeln grob bürsten, waschen und halbieren. Die Schnittflächen mit Olivenöl bestreichen, Salz und Kümmel daraufgeben.

❷ Kartoffeln mit der Schnittfläche nach oben auf ein Backblech legen.

❸ Bei mittlerer Hitze etwa 30 bis 40 Minuten backen.

Pro Portion 169 kcal • 710 kJ • 4,11 g EW • 3,23 g F • 29,7 g KH

❋   ❋   ❋

Kartoffelpüree

Zutaten für 4 Personen

1,5 kg mehlig-	2 EL Olivenöl
kochende Kartoffeln	Pfeffer aus der Mühle
250 g schwarze	1 EL Salz
Oliven ohne Kerne	

❶ Kartoffeln waschen, mit Sparschäler möglichst dünn schälen und in gleich große Stücke schneiden. Im Topf mit Wasser bedecken, das Salz zugeben und weich kochen.

❷ In der Zwischenzeit 200 g von den Oliven in einem Mixer pürieren oder fein hacken, den Rest grob hacken.

❸ Die weich gekochten Kartoffeln in ein Sieb gegeben und ein paar Minuten ausdampfen lassen. Danach mit einer Kartoffelpresse oder einen Stampfer zerstampfen.

❹ Oliven in das Püree einrühren, Olivenöl dazugeben, pfeffern und salzen und sofort servieren.

Pro Portion 486 kcal • 2040 kJ • 7,49 g EW • 28,7 g F • 47,5 g KH

✳ ✳ ✳

Sauerrahmkartoffeln

Zutaten für 4 Personen

1 kg vorwiegend festkochende Kartoffeln	1 kg Salz
	250 g Sauerrahm

❶ Die Kartoffeln waschen, aber nicht schälen.

❷ Auf ein Kuchenblech das ganze Salz (1 kg) verteilen, sodass ein richtig dicker Salzboden entsteht.

❸ Die Kartoffeln darauflegen und im Ofen bei 220 °C ungefähr 25 bis 30 Minuten backen. Die Kartoffeln schrumpfen, weil das Salz das Wasser aus den Kartoffeln zieht.

❹ Mit der Messerspitze in die Kartoffel stechen, um zu sehen, ob sie gar sind. Das ist der Fall, wenn das Messer ganz einfach in die Kartoffel geht. Dann die Kartoffeln in einer Schüssel anrichten und dazu Sauerrahm servieren.

Pro Portion 269 kcal • 1130 kJ • 5,83 g EW • 12,7 g F • 31,8 g KH

Kartoffelklöße

Zutaten für 4 Personen

500 g mehligkochende Kartoffeln
60 g Weizengrieß
1 Eigelb
Salz

Muskatnuss nach
Geschmack
Kartoffelstärke

❶ Kartoffeln gründlich mit der Schale reinigen, in einen Topf möglichst mit Dämpfeinsatz geben, Wasser bis zur Sieboberfläche gießen, 1/2 Teelöffel Salz zugeben und zugedeckt etwa 25 bis 30 Minuten als Pellkartoffeln garen. Danach schälen und über Nacht zugedeckt im Kühlschrank abkühlen lassen.

❷ Am nächsten Tag Kartoffeln durch eine Presse drücken und mit dem Weizengrieß und Eigelb zu einer festen Masse kneten. Mit Salz und Muskat abschmecken. Nach Bedarf Kartoffelstärke zugeben, bis die Klöße nicht mehr an den Händen kleben.

❸ Aus der Masse ca. 6 cm große Klöße formen und in kochendes Salzwasser geben. Danach bei mittlerer Hitze offen 10 bis 15 Minuten garen. Die Klöße sind fertig, wenn Sie oben schwimmen.

Pro Portion 139 kcal • 583 kJ • 4,36 g EW • 1,98 g F • 25,2 g KH

✳   ✳   ✳

Lustige Kartoffeln

Zutaten für 4 Personen

200 g Kichererbsen
1 Zwiebel
2 Knoblauchzehen
500 g Frühkartoffeln
500 g frischer Blattspinat
10 ml Olivenöl

0,15 l Gemüsebouillon
500 g Cocktail-Tomaten
1 Bund glatte Petersilie
Cayennepfeffer
gemahlener Koriander
Salz
Pfeffer

❶ Kichererbsen über Nacht in Wasser einweichen. Am nächsten Tag mit Wasser bedeckt 90 Minuten weich kochen.

❷ Zwiebeln und Knoblauch fein hacken. Kartoffeln dünn schälen und vierteln. Spinat putzen.

❸ Zwiebeln und Knoblauch in heißem Öl kurz andünsten. Kartoffelwürfel und Kichererbsen zufügen und drei bis vier Minuten mit dünsten. Mit der Gemüsebouillon ablöschen, kurz aufkochen und zugedeckt etwa 20 Minuten köcheln, bis die Kartoffeln weich sind. Spinat und ganze Tomaten beigeben, weiterköcheln, bis der Spinat zusammengefallen ist.

❹ Die Petersilie waschen und fein hacken. Mit Cayennepfeffer, Koriander, Salz und Pfeffer würzen. Kurz vor Ende die Petersilie darüberstreuen.

Pro Portion 312 kcal • 1310 kJ • 15,8 g EW • 7,11 g F • 44,1 g KH

✳   ✳   ✳

Teuflischer Kartoffel-Fisch-Topf

Zutaten für 4 Personen

1 kg Miesmuscheln
2 Schalotten
3 Knoblauchzehen
2 EL Öl
0,2 l Weißwein
0,5 l Gemüsebouillon
600 g Fenchel

700 g festkochende, geschälte Kartoffeln
Safran
1 Lorbeerblatt
1/2 Chilischote
400 g Seeteufel

❶ Muscheln waschen, abbürsten und den Bart entfernen, offene und beschädigte wegwerfen.

❷ Schalotten und Knoblauch fein hacken und in 1 EL Öl andünsten. Muscheln zufügen und eine Minute in geschlossener Pfanne anbraten. Mit einem Schuss Weißwein und 0,2 l Bouillon ablöschen. Weiterköcheln lassen, bis sich die Muscheln öffnen. Ungeöffnete Muscheln wegwerfen. Flüssigkeit durch einen Kaffeefilter gießen, beiseitestellen.

❸ Fenchel in Streifen, Kartoffeln in Scheiben schneiden. Die Chilischote längs aufschneiden, entkernen, in Ringe schneiden.

❹ Fenchel und Kartoffeln im restlichen Öl dünsten, mit dem Muschelsud ablöschen. Restlichen Wein und Bouillon zugießen. Mit Safran, Lorbeerblatt und Chili aufkochen. 15 Minuten weiterköcheln lassen.

❺ Den Seeteufel dazugeben, fünf Minuten weitergaren.

❻ Mit den Muscheln alles noch einmal erhitzen.

Pro Portion 395 kcal • 1660 kJ • 32 g EW • 11,6 g F • 30,7 g KH

✳   ✳   ✳

Kartoffelgalette

Zutaten für 4 Personen

5 festkochende Kartoffeln 1 Schalotte
2 EL Olivenöl 1 Bund Schnittlauch
Salz 1 Limone
Muskat Pfeffer
250 g Lachs

❶ Kartoffeln waschen, dünn schälen und in etwa 3 mm dünne Scheiben schneiden. Kartoffeln nicht mehr ins Wasser legen.

❷ Aus den Kartoffelscheiben 4 Schichten formen, indem man sie kreisförmig übereinander in die Pfanne legt. Sie sollten sich dabei mindestens zur Hälfte überlappen. Die Kartoffelscheiben in Öl von beiden Seiten goldgelb braten. Mit Salz und Muskat würzen und auf Küchenkrepp legen.

❸ Lachs und Schalotte in kleine Würfel schneiden, Schnittlauch klein schneiden und alles vermischen. Mit Olivenöl, dem Saft einer Limone, Salz und Pfeffer abschmecken.

❹ Den Lachstatar auf die Kartoffelscheiben legen und mit frischen Kräutern garnieren.

Pro Portion 212 kcal • 889 kJ • 13,7g EW • 10,2g F • 15,8g KH

✻   ✻   ✻

Feuriges Kartoffelgulasch

Zutaten für 4 Personen

1 Zwiebel	0,5 l Gemüsebrühe
1 Chilischote	Paprikagewürz
3 Tomaten	0,25 l fettarme Milch
6 fest kochende Kartoffeln	Salz
2 rote Paprika	Pfeffer
1 EL Olivenöl	Majoran

❶ Zwiebel grob würfeln, Chilischote entkernen und in Ringe schneiden. Tomaten mit kochendem Wasser überbrühen, enthäuten und achteln. Kartoffeln waschen und dünn schälen, dann würfeln. Paprika in mittelgroße Stücke schneiden.

❷ Zwiebel und Chili in Öl anbraten. Kartoffelwürfel und Paprika zugeben. Mit Gemüsebrühe aufgießen. Tomaten zugeben und mit Paprika würzen.

❸ 15 bis 20 Minuten zugedeckt köcheln lassen, bis alles gar ist. Milch dazugeben und mit Salz, Pfeffer und Majoran abschmecken. Das Kartoffelgulasch lässt sich auch mit bereits gekochten Kartoffeln zubereiten. Dann zuerst die Paprikastücke anbraten und nach etwa 5 Minuten die Kartoffelwürfel dazugeben. Würzen und nur wenige Minuten weiterköcheln lassen.

Pro Portion 231 kcal • 970 kJ • 7,6g EW • 6,8g F • 33,5g KH

Tintenfischringe und Kartoffeln

Zutaten für 4 Personen

1 kleine Zwiebeln	Pfeffer
1 Knoblauchzehe	400 g festkochende
1 EL Öl	Kartoffeln
600 g Tomaten	300 g Tintenfischringe
0,1 l Weißwein	400 g frischer Blattspinat
Salz	

❶ Zwiebeln und Knoblauch fein hacken und in heißem Öl andünsten, Tomaten würfeln und zugeben. Den Weißwein angießen, salzen und pfeffern und aufkochen lassen.

❷ Kartoffeln waschen, dünn schälen, würfeln, in die Tomatensauce geben und weich garen.

❸ Tintenfischringe mit dem Spinat dazugeben, kurz köcheln und mit Salz und Pfeffer abschmecken.

Pro Portion 222 kcal • 934 kJ • 18 g EW • 4,47 g F • 21,3 g KH

✳   ✳   ✳

Kartoffeln mit Ingwer

Zutaten für 4 Personen

500 g festkochende Kartoffeln	1 getrocknete Chilischote
400 g Möhren	0,25 l Gemüsebrühe
1 Zwiebel	0,25 l fettarme Milch
1 Knoblauchzehe	1 TL Curry
2 cm Ingwer	Salz
2 EL Olivenöl	2 EL Sojasauce

❶ Kartoffeln und Möhren schälen und würfeln. Zwiebeln, Knoblauch und Ingwer schälen und würfeln.

❷ Olivenöl in einem Topf erhitzen und Kartoffeln, Möhren,

Zwiebel, Ingwer, Knoblauch und Chili andünsten. Mit Gemüse-brühe löschen und weiterköcheln lassen, bis das Gemüse gar ist.

❸ Mit einem Stab oder im Mixer pürieren und die Milch da-zugeben. Mit Curry, Salz und Sojasauce abschmecken. Sobald das Gemüse gar ist, kann das Gericht gewürzt und unpüriert genossen werden. Dazu sollte das Gemüse aber noch etwas »Biss« haben und keinesfalls zerkocht sein. Achten Sie darauf, das Gericht nicht zu überwürzen.

Pro Portion 218 kcal • 916 kJ • 6,7 g EW • 8,69 g F • 27,5 g KH

✳   ✳   ✳

Kartoffel-Stroganoff

Zutaten für 4 Personen

15 g getrocknete Morcheln	2 Zwiebeln
350 g Blumenkohl	Olivenöl
200 g Möhren	10 g Paprikapulver
200 g Kohlrabi	0,2 l Rotwein
250 g Zuckerschoten	0,25 l Gemüsebouillon
500 g festkochende Kartoffeln	200 g Sauerrahm
1 rote Peperoni	Salz
	Pfeffer

❶ Die Morcheln in warmem Wasser 20 Minuten einweichen (wahlweise frische Pilze der Saison), Gemüse putzen, Blu-menkohl in Röschen teilen, Möhren in dünne Scheiben und den Kohlrabi in schmale Stäbchen schneiden. Blumenkohl, Möhren, Kohlrabi und Zuckerschoten in Salzwasser nicht zu weich garen.

❷ Kartoffeln waschen und etwa 10 Minuten vorkochen. Schä-len, in kleine Würfel schneiden.

❸ Peperoni entkernen und klein schneiden, Zwiebeln klein hacken und beides in Olivenölkurz andünsten. Mit Paprika bestäuben, durchrühren und mit Rotwein und Gemüsebouillon ablöschen und weiterköcheln lassen. Den Sauerrahm dazugeben, aufkochen lassen und mit Salz und Pfeffer würzen. Vorgegartes Gemüse, gewürfelte Kartoffeln und Morcheln zugeben und noch etwa 5 Minuten köcheln lassen.

Pro Portion 324 kcal • 1360 kJ • 9,31g EW • 14,7g F • 30,6g KH

✳   ✳   ✳

Indische Kartoffeln

Zutaten für 4 Personen

4 Zwiebeln	3 Tomaten
3 EL Butterschmalz	3 grüne Chilischoten
500g kleine, festkochende	3 rote Chilischoten
Frühkartoffeln	3 cm Ingwer
1/2 TL Kurkuma	1/2 TL Koriander
1 TL Salz	1/2 TL Zucker
1/2 Tasse Wasser	1 TL milder Curry

❶ 2 Zwiebeln in feine Scheibenschneiden und in Butterschmalz hellbraun rösten. Geschälte Kartoffeln, Kurkuma und Salz zugeben. Mit Wasser aufgießen, köcheln lassen, bis die Kartoffeln gar sind.

❷ Tomaten und restliche Zwiebeln vierteln, grüne und rote Chilis längs teilen, Ingwer fein raspeln und alles zugeben. Koriander und Zucker ebenfalls zugeben.

❸ 2 bis 3 Minuten bei starker Hitze kochen lassen. Zum Schluss Curry darüberstreuen, vorsichtig umrühren und servieren.

Pro Portion 233 kcal • 982 kJ • 4,81g EW • 11,7g F • 26,8g KH

Kartoffeln mit Kokosmilch

Zutaten für 4 Personen

1/2 TL Koriandersamen	1 Bund Frühlingszwiebeln
2 Kardamomkapseln	250 g grüne Bohnen
1 TL Kurkuma	1 EL Ghee (Büffelbutter aus
1 TL Kreuzkümmel	dem Asia-Shop)
1 TL Paprikapulver	0,5 l Kokosmilch
2 cm Ingwer	Salz
500 g festkochende Kartoffeln	Pfeffer
250 g Möhren	

❶ Gewürze trocken in der Pfanne rösten und im Mörser fein mahlen. Ingwer schälen und fein raspeln. Gemüse waschen, putzen und klein würfeln.

❷ Die Bohnen schräg halbiert in kochendem Salzwasser etwa 6 bis 7 Minuten bissfest garen.

❸ Ghee in einer Pfanne erhitzen und Kartoffeln andünsten. Die gemahlenen Gewürze zugeben, mit Kokosmilch ablöschen, salzen und pfeffern. 10 Minuten weitergaren.

❹ Möhren, Frühlingszwiebel und Bohnen zugeben und 10 Minuten weiterköcheln lassen.

❺ Das gegarte Gemüse, die vorgekochten Kartoffelwürfel und die eingeweichten Morcheln zufügen und nochmals einige Minuten kochen lassen. Sofort servieren, am besten mit einem indischen Brot.

Pro Portion 155 kcal • 649 kJ • 4,91 g EW • 3,22 g F • 25,6 g KH

Kartoffel-Kürbisgulasch

Zutaten für 4 Personen

2 grüne Peperoni

250 g Pilze (Pfifferlinge)

500 g Kürbisfleisch (Muskat-kürbis)

500 g kleine Frühkartoffeln

3 Zwiebeln

1 Knoblauchzehe

1 EL Butter

2 EL scharfes Paprikapulver

0,4 l Gemüsebouillon

2 EL Tomatenpüree

1 TL Kümmel

Salz

Pfeffer

150 g Sauerrahm

❶ Peperoni halbieren, entkernen und in breite Streifen schneiden. Pilze putzen und halbieren.

❷ Kürbis würfeln, Kartoffeln waschen und Zwiebeln und Knoblauch fein hacken.

❸ Die Pilze in der Butter 4 bis 5 Minuten dünsten, dann aus der Pfanne nehmen und beiseitestellen. Zwiebeln und Knoblauch in die Pfanne geben und dünsten. Peperoni und Kürbiswürfel zugeben, 3 bis 4 Minuten mit dünsten. Dann das Paprikapulver darüberstäuben, mit der Gemüsebouillon ablöschen.

❹ Das Tomatenpüree und Kümmel zugeben. Kartoffeln zufügen und mit Salz und Pfeffer würzen. Zugedeckt 30 Minuten köcheln lassen.

❺ Pilze und Sauerrahm zugeben, alles vermischen und aufkochen. Mit Salz und Pfeffer abschmecken und servieren.

Pro Portion 281 kcal • 1180 kJ • 9,12 g EW • 12,4 g F • 32 g KH

Kartoffeln mit Pinienkernen

Zutaten für 4 Personen

500 g kleine Frühkartoffeln	6 EL Olivenöl
400 g grüne Bohnen	Salz
2 EL Zitronensaft	Pfeffer
400 g kleine Artischocken	0,1 l Gemüsebouillon
1 Zwiebel	2 EL Pinienkerne
2 Knoblauchzehen	Thymian

❶ Gekochte Kartoffeln längs halbieren. Bohnen putzen, blanchieren und ebenfalls halbieren.

❷ Zitronensaft in 1 l kaltes Wasser geben. Artischockenstiele herausdrehen. Die äußeren, harten Blätter und Blattspitzen abschneiden. Artischocken vierteln, schnell in das Zitronenwasser legen.

❸ Zwiebel in Streifen schneiden und Knoblauch fein hacken.

❹ Artischocken abtropfen lassen und in 4 EL heißem Olivenöl bei starker Hitze etwa 45 Minuten braten, mit Salz und Pfeffer würzen. Mit der Bouillon ablöschen, zugedeckt etwa 10 Minuten garen. Aus der Pfanne nehmen, beiseitestellen.

❺ Kartoffeln im restlichen Olivenöl etwa sieben Minuten goldbraun braten, salzen und pfeffern. Zwiebeln, Knoblauch, Bohnen, Pinienkerne und Thymian dazugeben, 5 Minuten weiterbraten. Artischocken zugeben, alles mischen.

Pro Portion 136 kcal • 571 kJ • 35,3 g EW • 85,7 g F • 109 g KH

Salate mit Kartoffeln

Lauch-Kartoffel-Salat

Zutaten für 4 Personen

750 g festkochende Kartoffeln
6 kleine Lauchstangen (Variante: grüner Spargel)
6 Sardellen
1 hart gekochtes Ei
75 g schwarze Oliven
1 Schalotte
6 EL Weißweinessig
9 EL Olivenöl
Salz
Pfeffer

❶ Die Kartoffeln ungeschält 20 bis 30 Minuten weich garen. Etwas abkühlen lassen, schälen und in Scheiben schneiden.

❷ Den Lauch putzen, in etwa 6 cm lange Stücke schneiden und in Wasser etwa 5 bis 10 Minuten weich garen. Sardellen halbieren, Ei schälen und grob hacken. Den Lauch und die Kartoffeln auf einem Teller auslegen und die Sardellen, Oliven und das Ei darüber verteilen.

❸ Für die Vinaigrette die Schalotte klein hacken und in einer Schale mit Essig und Öl mischen. Mit Salz und Pfeffer würzen und über Kartoffeln und Lauch geben. Noch lauwarm servieren.

Pro Portion 619 kcal • 2600 kJ • 37,2 g EW • 39 g F • 28,8 g KH

Kartoffel-Linsen-Salat

Zutaten für 4 Personen	1 rote Peperoni
200 g braune Linsen	200 g fettarmer Frischkäse
(Berglinsen)	150 g Naturjogurt
750 g festkochende Kartoffeln	1 EL Currypulver
0,3 l Gemüsebouillon	Salz
1 Mango	Pfeffer
1 kleine Ananas	geriebene Zitronenschale

❶ Die Linsen gerade mit Wasser bedeckt etwa 30 Minuten gar kochen. Anschließend das Wasser abgießen und die Linsen auskühlen lassen.

❷ Kartoffeln dünn schälen und würfeln. Zugedeckt in der Gemüsebouillon weich garen. Die Bouillon abgießen und Kartoffeln abkühlen lassen.

❸ Die Mango schälen und Stein entfernen. Danach in Spalten schneiden. Die Ananas schälen und vom holzigen Teil in der Mitte trennen. Danach das Fruchtfleisch würfeln. Die Peperoni halbieren, entkernen und in Ringe schneiden.

❹ Alle Zutaten für die Sauce – Frischkäse, Jogurt, Currypulver, Salz, Pfeffer und geriebene Zitronenschale – in eine Schale geben und miteinander verrühren. Mit den Kartoffeln, Linsen und den restlichen Zutaten mischen und servieren.

Pro Portion 429 kcal • 1800 kJ • 23,8 g EW • 4,97 g F • 70 g KH

Griechischer Kartoffelsalat

Zutaten für 4 Personen

Petersilie	1 TL Honig (Akazien)
Schnittlauch	4 EL Olivenöl
1 rote Zwiebel	5 festkochende Kartoffeln
1 EL Weißweinessig	2 mittelgroße Tomaten
Salz	1 Salatgurke
Pfeffer	150 g Schafskäse
1 TL Senf (Dijon)	1 grüner Salat

❶ Kräuter (etwa 2 EL) und Zwiebel klein hacken. Mit Essig, Salz, Pfeffer, Senf, Honig, und Olivenöl zu einem Dressing schlagen.

❷ Kartoffeln gut abbürsten, gar kochen, schälen, abkühlen lassen und würfeln. Tomaten, Gurke und Käse würfeln und mit den Kartoffeln vermengen. Dressing unterheben und etwa 30 Minuten ziehen lassen. Am Schluss fünf gewaschene Salatblätter zugeben und servieren.

Pro Portion 310 kcal • 1300 kJ • 9,99 g EW • 19,4 g F • 23,1 g KH

Suppen mit Kartoffeln

Brennnesselsuppe

Zutaten für 4 Personen

500 g festkochende Kartoffeln	Pfeffer
2 Zwiebeln	1 rote Chilischote
1 l Gemüsebouillon	250 g Frühkartoffeln
100 g Brennnesseln	2 EL Olivenöl
(oder Bärlauch)	1 EL Butter

❶ Die festkochenden Kartoffeln dünn schälen und klein würfeln. Die Zwiebeln fein hacken und beides zusammen in Butter drei bis vier Minuten dünsten.

❷ Mit der Bouillon ablöschen, kurz aufkochen und dann zugedeckt etwa 15 Minuten bei kleiner Temperatur köcheln lassen.

❸ Die Brennnesseln waschen, die Blätter von den Stielen zupfen und zur Suppe geben. Das Ganze weitere zehn Minuten kochen lassen. Dann im Mixer oder mit dem Stab pürieren. Zum Schluss mit Pfeffer würzen.

❹ Die Chilischote in feine Ringe schneiden. Die Frühkartoffeln dünn schälen, klein würfeln und anschließend 10 bis 14 Minuten in Olivenöl knusprig anbraten. Die Chilischote hinzufügen und alles durchmischen.

❺ Die Suppe im Teller anrichten und die Kartoffelwürfel mit Chiliringen darauf verteilen.

Pro Portion 276 kcal • 1160 kJ • 7,04 g EW • 12,7 g F • 32,6 g KH

✻   ✻   ✻

Kartoffel-Birnen-Suppe

Zutaten für 4 Personen

2 Birnen	2 cm Ingwer
300 g mehligkochende	Salz
Kartoffeln	Pfeffer
0,8 l Gemüsebouillon	1 EL Quark

❶ Die Birnen und die Kartoffeln dünn schälen. Birnen halbieren, das Kerngehäuse entfernen und zusammen mit den Kartoffeln klein würfeln.

❷ Birnen und Kartoffeln in der Gemüsebouillon zugedeckt etwa 15 Minuten weich kochen. Anschließend im Mixer oder mit dem Stab pürieren.

❸ Den Ingwer schälen, fein reiben und in die Suppe geben. Kurz aufkochen.

❹ Alles mit Salz und Pfeffer abschmecken und mit 1 EL Quark garnieren.

Pro Portion 141 kcal • 594 kJ • 4,22g EW • 3,72g F • 22,6g KH

Kokos-Kartoffel-Suppe

Zutaten für 4 Personen

500g mehligkochende Kartoffeln	0,2l Kokosmilch
1 mittlere Zwiebel	1/2 Limette
2 Knoblauchzehen	Salz
3 EL Olivenöl	Pfeffer
0,7l Gemüsebouillon	Limonenschalestreifen

❶ Die Kartoffeln schälen und würfeln. Zwiebel und Knoblauch grob hacken. Alles zusammen in 2 EL heißem Olivenöl etwa vier Minuten dünsten. Mit der Gemüsebouillon ablöschen, kurz aufkochen und zugedeckt bei schwacher Hitze 20 Minuten köcheln lassen. Danach im Mixer oder mit dem Stab pürieren.

❷ Die Kokosmilch und den Limettensaft zufügen. Kurz aufkochen und mit Salz und Pfeffer würzen. Mit Limonenstreifen garnieren und sofort servieren.

Pro Portion 236 kcal • 992 kJ • 4,18g EW • 12,9g F • 24,5g KH

Haben Sie Fragen an den Autor?
Anregungen zum Buch?
Erfahrungen, die Sie mit anderen teilen möchten?

Nutzen Sie unser Internetforum:
www.mankau-verlag.de

Stichwortverzeichnis

Wichtige Textstellen sind **halbfett** markiert! Rezepte sind *kursiv* dargestellt.

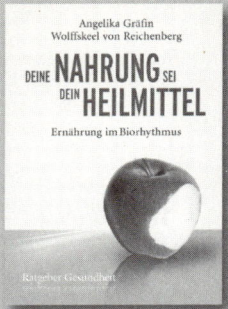

Angelika Gräfin Wolffskeel von Reichenberg

DEINE NAHRUNG SEI DEIN HEILMITTEL
Ernährung im Biorhythmus

12,95 € (D) | 13,40 € (A)
ISBN 978-3-938396-03-2

„Die Autorin, die renommierte Heilpraktikerin und Leiterin einer Heilprak-
tikerschule Angelika Gräfin Wolffskeel von Reichenberg, nimmt die Bezeichnung Ratgeber wörtlich. Während andere Bücher sich auf einzelne
Bausteine, etwa Vitamine, Mineralstoffe oder Stoffwechselprobleme konzentrieren, vermittelt sie überdies eine ganzheitliche Sichtweise. Der erste Teil des Buchs bietet umfassendes Basiswissen über Ernährung und
Problembereiche, es folgen Tipps für die perfekte Ernährung im Wechsel
der Jahreszeiten unter Berücksichtigung der unterschiedlichen Leistungsfähigkeit der Organe im Biorhythmus (...)." Leo – Die Rheinpfalz

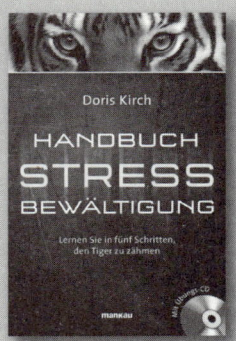

Doris Kirch

HANDBUCH STRESSBEWÄLTIGUNG
Lernen Sie in fünf Schritten, den Tiger zu zähmen
Mit Übungs-CD

19,95 € (D) | 20,60 € (A)
ISBN 978-3-938396-34-6

„Das Buch ist prall gefüllt mit Wissen und Erfahrung. Beispiele aus dem
Alltag gehen hier Hand in Hand mit aktuellen Forschungsergebnissen
und Veröffentlichungen. Doris Kirch stellt diese Inhalte jedoch so leben-
dig dar, dass sich das Buch trotz der hohen Informationsdichte sehr flüs-
sig liest. (...) Sowohl für Einsteiger als auch für erfahrene Leser geeignet.
(...) Das Wissen, das die Autorin an ihre Leser weitergibt, beruht auf 20
Jahren Erfahrung mit Stressbewältigung – eine Expertise, die man dem
Buch anmerkt. Absolut empfehlenswert!" managerSeminare

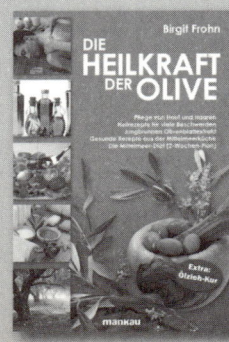

Birgit Frohn

DIE HEILKRAFT DER OLIVE
Pflege von Haut und Haaren • Heilrezepte für viele Beschwerden
Jungbrunnen Olivenblattextrakt • Gesunde Rezepte aus der Mittelmeer-
küche • Die Mittelmeer-Diät (2-Wochen-Plan) • Extra: Ölzieh-Kur

14,95 € (D) | 15,40 € (A)
ISBN 978-3-86374-046-7

„Was alles drinsteckt und wie Sie Olivenöl nicht nur in der Küche nutzen
können, sondern auch für Haut und Haar, gegen Hornhaut, Hühner-
augen, Muskelkater und viele andere Beschwerden, erfahren Sie im
Ratgeber von Birgit Frohn. Eine Menge feine Rezepte aus dem Mittel-
meerraum finden Sie darin auch." GlücksPost

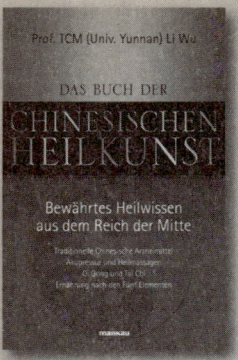
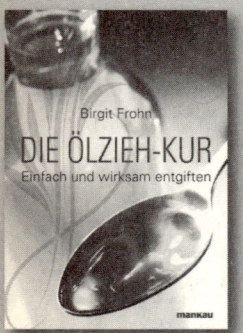
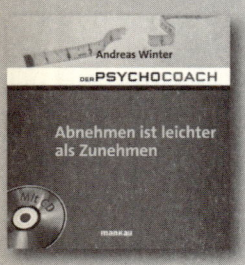
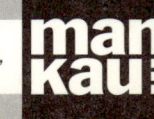